读懂标签 选对食品 为营养和健康筑起防护屏障

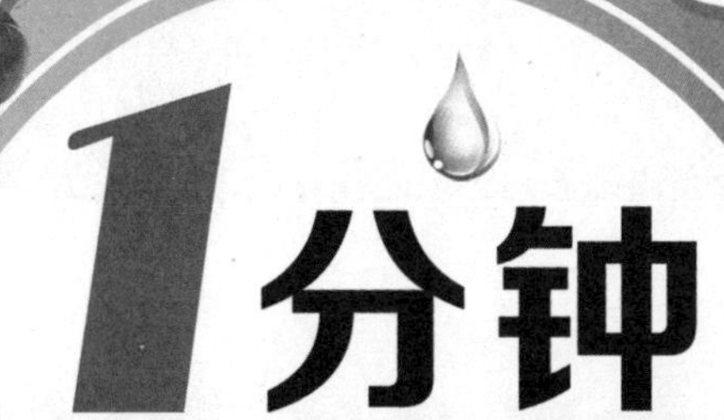

1分钟 读懂营养标签

国家食品安全风险评估中心 编写

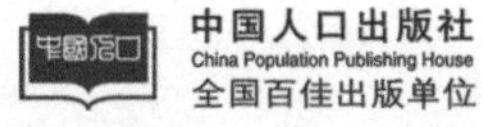

中国人口出版社
China Population Publishing House
全国百佳出版单位

图书在版编目（CIP）数据

1分钟读懂营养标签 / 国家食品安全风险评估中心编写. —北京：中国人口出版社，2015.4

ISBN 978-7-5101-3313-8

I. ①1… II. ①国… III. ①食品营养分析—中国 IV. ①R151.3

中国版本图书馆CIP数据核字（2015）第063151号

1分钟读懂营养标签

国家食品安全风险评估中心　编写

出版发行　中国人口出版社
印　　刷　小森印刷（北京）有限公司
开　　本　880mm × 1230mm　1/32
印　　张　6.375
字　　数　200千字
版　　次　2015年4月第1版
印　　次　2015年4月第1次印刷
书　　号　ISBN 978-7-5101-3313-8
定　　价　32.00元

社　　长　张晓林
网　　址　www.rkcbs.net
电子信箱　rkcbs@126.com
总编室电话　（010）83519392
发行部电话　（010）83519390
传　　真　（010）83519401
地　　址　北京市西城区广安门南街 80 号中加大厦
邮　　编　100054

《1分钟读懂营养标签》编委会

主　　编　侯培森　刘金峰

副 主 编　严卫星　王竹天　杨月欣　张旭东

执行主编　韩军花　邓陶陶

编 委 会（按姓氏笔画排序）

丁　杨　丁绍辉　于　波　马正美　王　君

王永挺　朱传生　张俭波　钟　凯　姚　魁

徐　汝　郭丽霞　韩宏伟　满冰兵　樊永祥

编写人员（按姓氏笔画排序）

丁克芳　王华丽　牛犁天　王　颖　付文丽

孙赫阳　吴　爽　张　庚　周　蕊　陈昌松

张　哲　李湖中　邵　懿　罗晓静　赵立云

高炳阳　陶婉亭　梁　栋　程　缅　燕　燕

Preface

食品标签是食品企业向消费者传递食品信息、展示食品特征的一种重要形式。随着市场经济的发展和商品的激烈竞争，许多食品企业已将食品标签作为其中的一个战场。而时不时发生的食品安全事件，也在考验着我们每一个人的神经。作为一个普通的消费者，如果我们没办法到一线去卧底或缉拿违法企业，那么，学会认真地看标签、科学地选食品，也可以给自己、家人的营养和健康筑起一道防护屏障。

由于我国经济的快速发展和居民健康知识的相对滞后，除了食品安全方面的问题，我国的营养不足和营养过剩问题也非常普遍，因此追求食品的营养与健康已经成为许多人的目标，消费者迫切希望能在包装上看到有关的营养信息。但是，当消费者面对食品包装上“低脂”、“高钙”“富含维生素、矿物质”之类的字样时，是否能明白其真正的含义？同样，这些产品是否真的“名副其实”？

我国于 2011 年 10 月发布了第一部营养标签的国家标准《预包装食品营养标签通则》（GB 28050-2011），并于 2013 年 1 月 1 日起正式实施，这正是将营养标签赋予了法律的地位，使营养知识真正“落地”的举措，同时我国包装食品上的营养标签做到了“有法可依”，而真正意义上的健康食品也终于可以合理地披上“营养”的外衣了。

合理营养是健康的物质基础，而平衡膳食又是合理营养的根本途径。《预包装食品营养标签通则》发布和实施的主要目的是帮助我国居民科学、合理选择食物，以改善人们的营养和健康状况，减少或预防营养不良、慢性疾病的发生，提高国民的健康素质。

美国从 1994 年开始强制在食品标签上标示营养标签，20 年的经验表明，强制实施营养标签对于居民营养知识的提高、科学选择食品、预防和减少慢性病发生等都有积极意义，同时节约了大量医疗费用。我国现在正处在科学宣贯营养知识的关键时期，围绕营养标签进行多方位的宣传，让消费者能够读懂营养信息、运用营养信息，正是本书的写作宗旨。

本书编写过程中，编写组根据前期对消费者问卷调查的结果，总结、提炼了社会关注度高的 100 多项问题，以问答的方式进行阐述。希望读了本书，对您读懂营养标签、科学选择食品会有一定的帮助。

编者

2015 年 1 月

contents

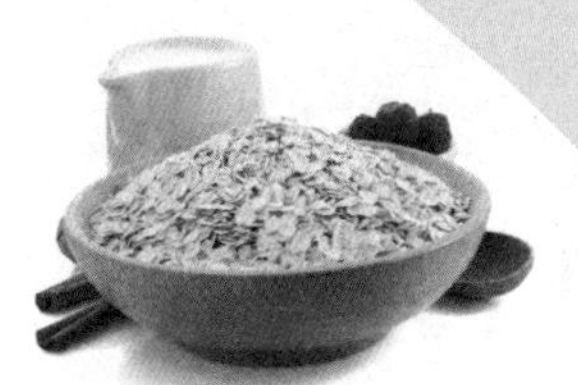

第一章　了解标签—扫盲篇

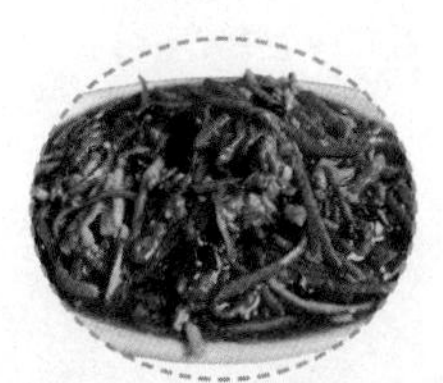

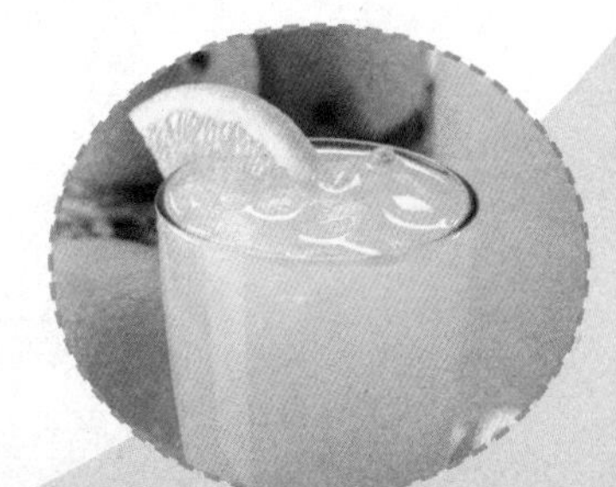

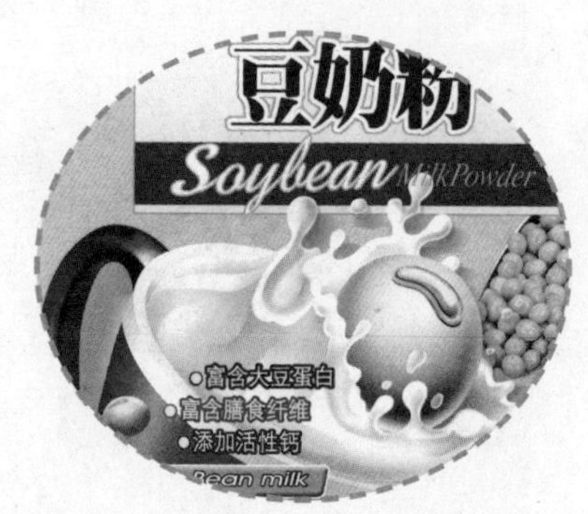
豆奶粉
Soybean MilkPowder
富含大豆蛋白
富含膳食纤维
添加活性钙

第二章 认知标签—进阶篇

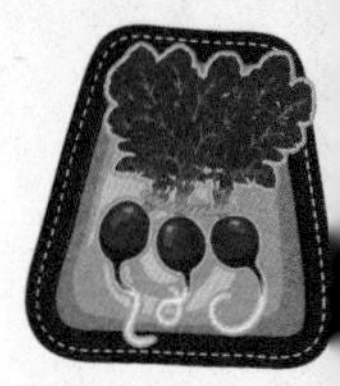

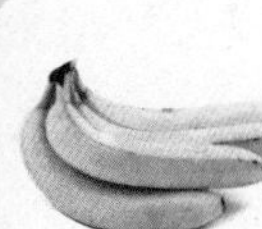

第三章　读懂标签—实践篇

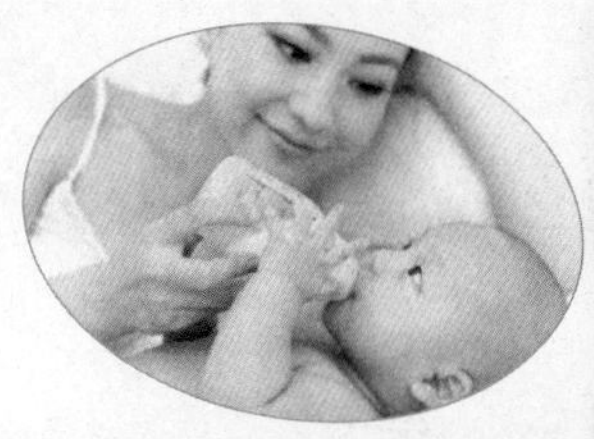

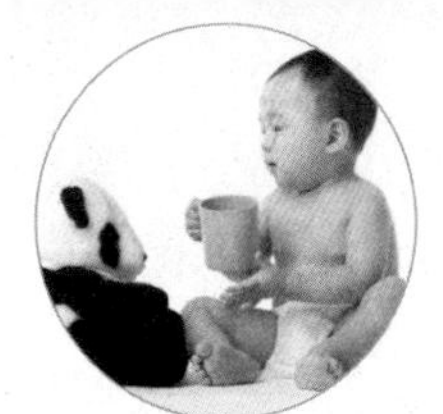

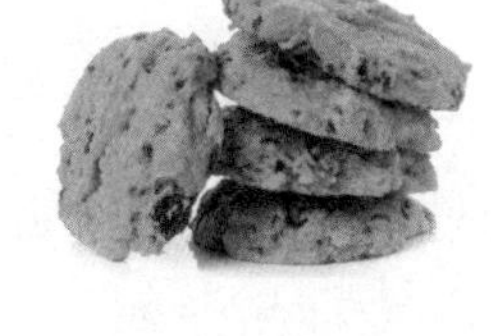

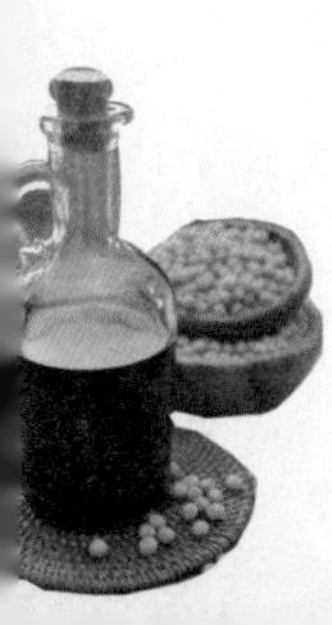

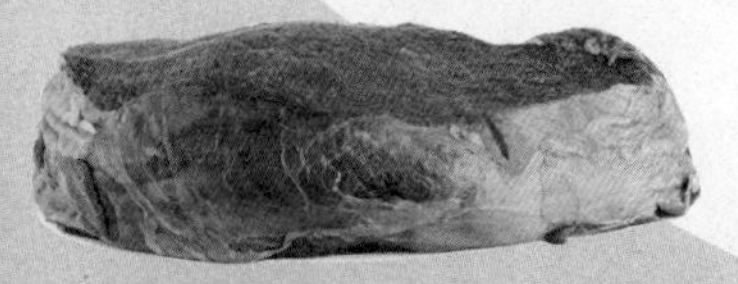

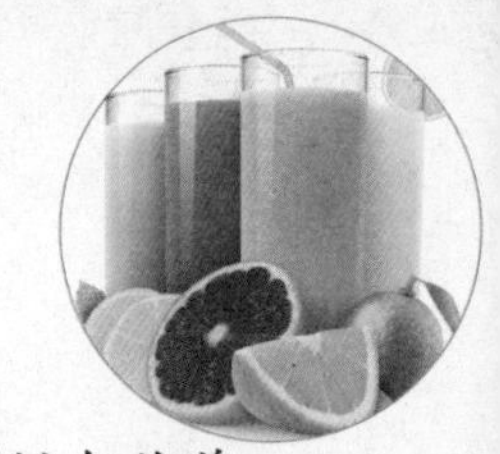

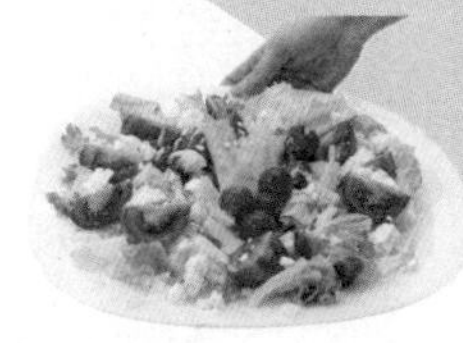

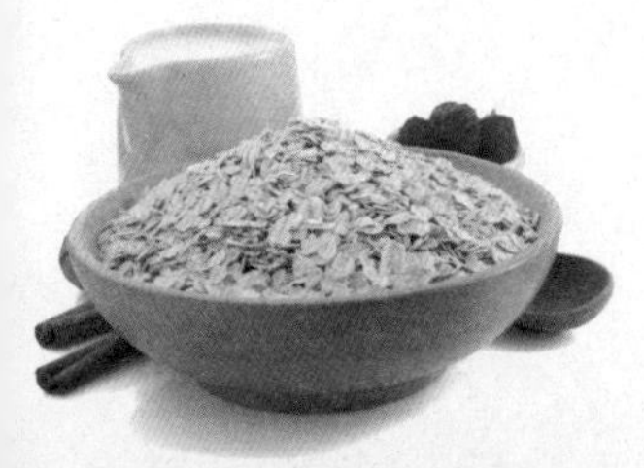

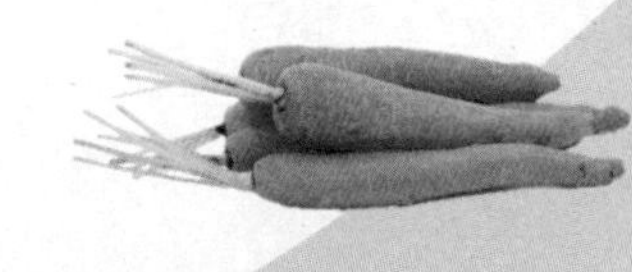

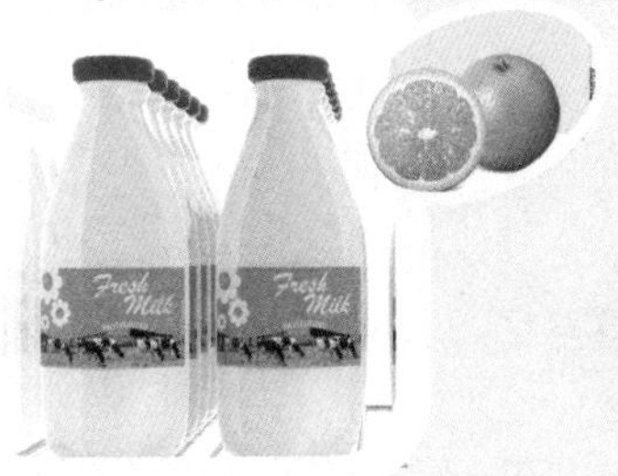
Fresh Milk
Fresh Milk

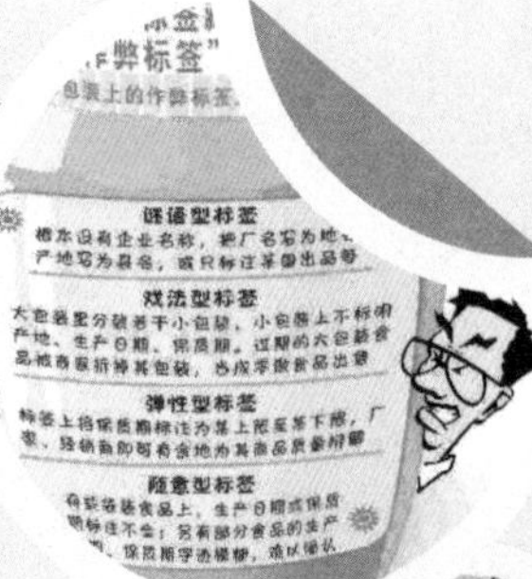
谜语型标签
戏法型标签
弹性型标签
随意型标签

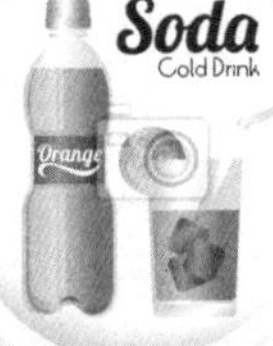
Soda
Cold Drink
Orange

第一章

了解标签

—扫盲篇

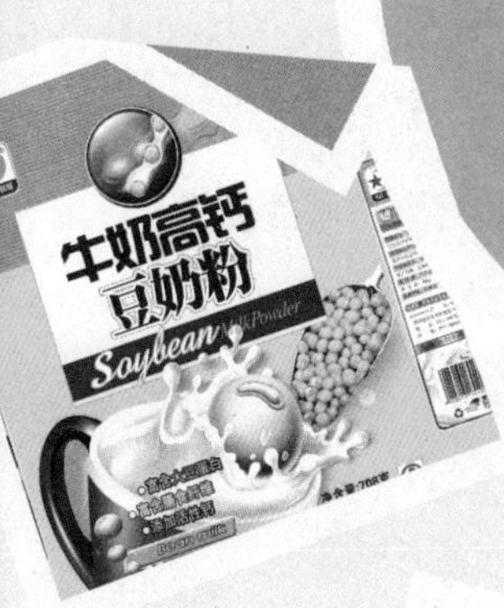
牛奶高钙
豆奶粉
Soybean

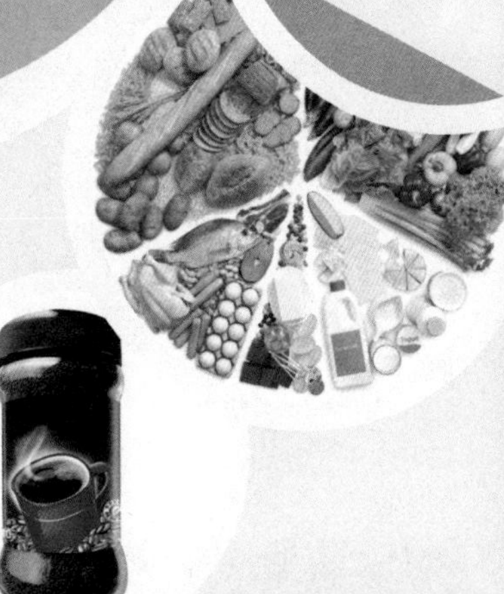

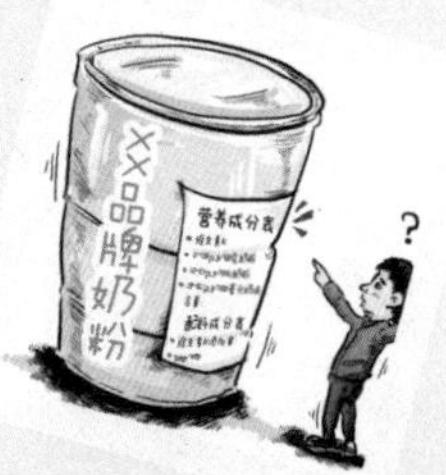
××品牌奶粉
营养成分表

1 什么是预包装食品?

《中华人民共和国食品安全法》中对预包装食品的定义为“预先定量包装或者制作在包装材料和容器中的食品”。我国《食品安全国家标准 预包装食品标签通则》(GB 7718-2011)中的定义为“预先定量包装或者制作在包装材料和容器中的食品，包括预先定量包装以及预先定量制作在包装材料和容器中并且在一定量限范围内具有统一的质量或体积标识的食品”。

从上述定义可以看出，预包装食品至少需要符合两个方面的要求，一是“预先包装或制作”，二是“定量”，也即“具有统一的质量或体积标示”。通俗来讲就是预先包装好的，是定量的，这样的食品才叫预包装食品。一般我们在超市中看到的各类包装好的奶、饼干、肉制品、饮料等，如果满足上述两个条件，都属于预包装食品。

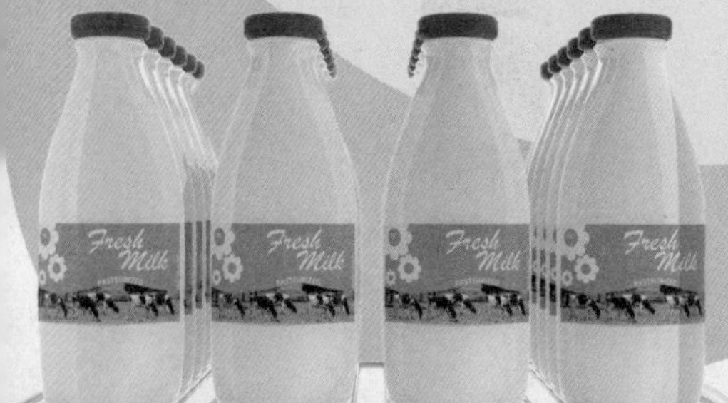

2 什么是食品标签，食品标签包括了哪些内容？

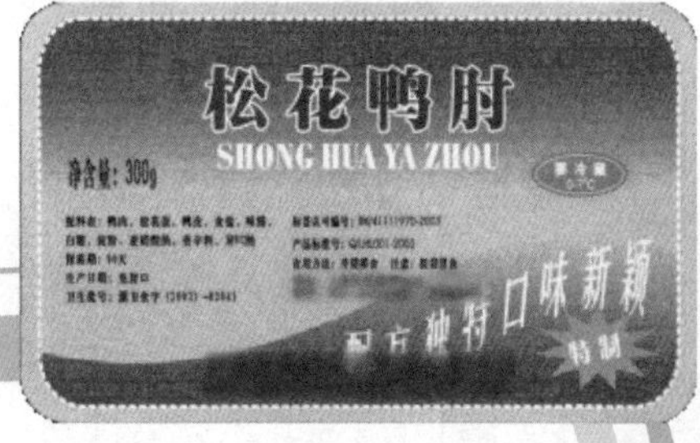

食品标签是向消费者传递信息，展示食品特征和性能的一种形式。根据我国《食品安全国家标准 预包装食品标签通则》(GB 7718-2011)中的定义，食品标签是指“食品包装上的文字、图形、符号及一切说明物”。

预包装食品都是应该有标签的，就像人需要穿不同颜色、款式和品牌的衣服一样，不同的食品由于其原料、性质、营养价值不同，标签差异也很大，也正因如此，市场上才能有丰富多彩的包装食品供消费者选择。随着市场经济的发展和商品的激烈竞争，标签在促进公平交易、引导消费等方面也起了重要作用。

有的食品标签很华美、亮丽夺目，有的标

签相对简约、朴素无华，这跟企业的设计理念有关。但无论如何，根据GB 7718的要求，标签上都应该具备以下一些基本要素：食品名称、配料表、净含量和规格、生产者和（或）经营者的名称、地址和联系方式、生产日期和保质期、贮存条件、食品生产许可证编号、产品标准代号等。

同样，为了进一步保障消费者的知情权和选择权，国家又发布了《食品安全国家标准预 包装食品营养标签通则》（GB 28050-2011），要求在预包装食品上标示营养标签，为消费者购买食品时提供更多的信息。

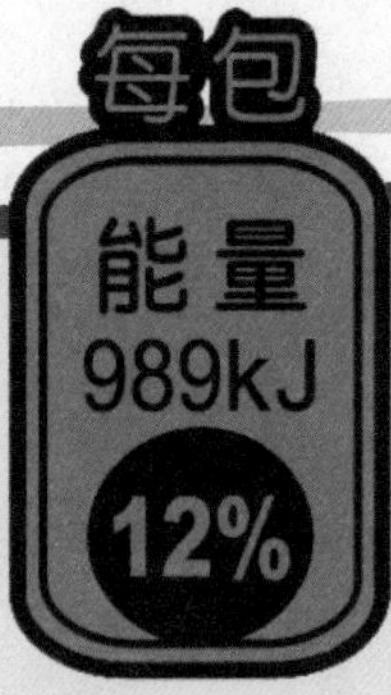

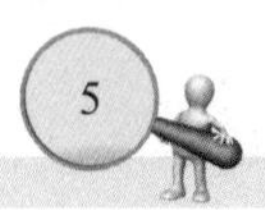

3 什么是食品营养标签，营养标签规定了哪些内容？

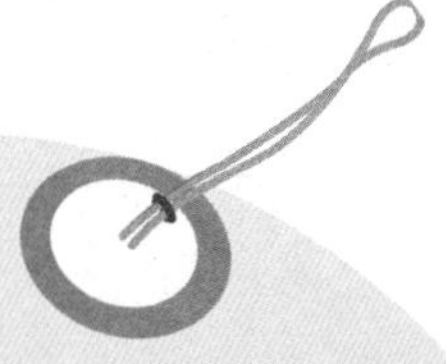

根据我国《食品安全国家标准 预包装食品营养标签通则》（GB 28050-2011）中的定义，营养标签是指“预包装食品标签上向消费者提供食品营养信息和特性的说明，包括营养成分表、营养声称和营养成分功能声称。营养标签是预包装食品标签的一部分”。下面几个问题将详细解释营养标签各部分内容的具体含义，以及如何正确使用。

每1包装(平均43克)含有

能量	脂肪
989kJ	14.9g
12%	25%

% 营养素参考值

营养成分表

项目	每100克(g)	NRV%
能量	2301千焦(kJ)	27%
蛋白质	6.7克(g)	11%
脂肪	34.7克(g)	58%
-饱和脂肪	21.8克(g)	109%
碳水化合物	55.7克(g)	19%
钠	83毫克(mg)	4%

4 什么是营养成分表？

从名称就可以看出，营养成分表是一个表格。如果大家手头有预包装食品，可以稍微看一下包装，一般在标签背面，有的是三线表，有的是利用背景色差展现一个表格，有的横着排版，有的竖着排版。

别看这个表格不大，但是五脏俱全，是一个包含有食品营养成分名称、含量和占营养素参考值（NRV）百分比的规范性表格。它是营养标签必须展示的内容，也是各种声称的前提和基础。毫不夸张地说，营养标签的核心就是营养成分表。

营养成分表
项目 每100ml NRV%
能量 240kJ 3%
蛋白质 3.0g 5%
脂肪 3.2g 5%
碳水化合物 4.7g 2%
一乳糖 0.5g
钠 65mg 3%
钙 100mg 12%

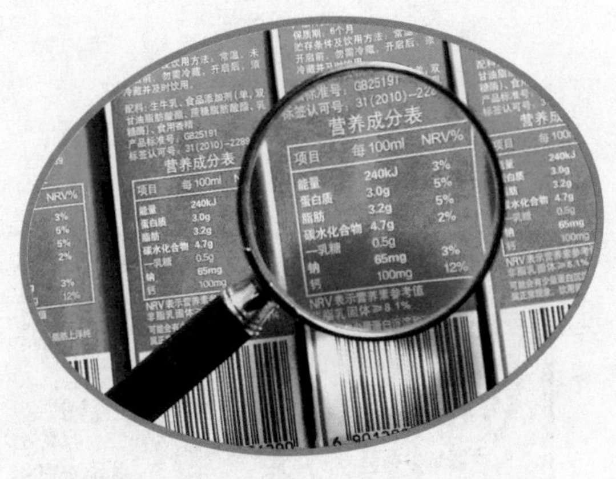

以某种坚果的营养成分表为例：

营养成分表

项目	每 100g	NRV%
能量	2363kJ	28%
蛋白质	22.2g	37%
脂肪	44.8g	75%
碳水化合物	19.3g	6%
钠	472mg	24%

上表的左列为能量和各营养成分的名称。由于能量、蛋白质、脂肪、碳水化合物和钠与我国居民的主要营养相关问题（营养缺乏和营养过剩）以及慢性代谢综合征（如高血压、高血糖、高血脂等）密切相关，因此我国标准要求必须将这 5 项内容标示在营养成分表中，我们称之为强制标示的“1+4”。食品中其他成分如“钙”、“铁”、“维生素 A”等，是否需要展现，则由企业根据产品特点自愿标示。

营养成分表中间列标示的数值为能量和各营养成分对应的含量数值，一般以每 100g 和/或每 100ml 和/或每份的含量来表示。

表中最右列为该产品中各营养素的含量占其营养素参考值的

百分比（NRV%）。由于各营养素在自然界食品中的存在和分布不一样，人体需要量也不一样，一般消费者很难从数字表面看出食品中某一种营养素的高低，如上述坚果营养成分表中的脂肪含量为“44.8g/100g”，这里的“44.8g”对于我们人体来说，是高了还是低了，消费者可能无法确切知道。而如果以百分比来表示，则很好理解。比如 100g 坚果中的脂肪含量为 44.8g，经计算占脂肪 NRV 的百分比为“75%”，则可以认为，如果吃 100g 这个产品，大概能够满足一天一个成人关于脂肪需求的 75%（由于每个人的身高、体重、体力活动水平等不一样，需求量稍有差异，因此此处只能是大概），所以如果再吃其他含脂肪多的食物就要适当控制了。

这个神奇的比值转换是通过各个营养素的营养素参考值（NRV）来进行的。NRV 是专用于食品标签上用来比较食品营养成分含量高低的一组参考数值。如蛋白质的 NRV 值是 60g，钙的 NRV 值是 800mg，等等。这些数据是我国的营养学家们根据我国居民的营养素参考摄入量而制定出来的。

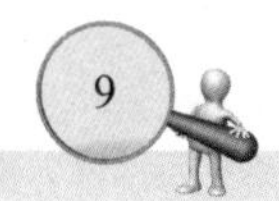

5 营养成分表中的那些含量数字是怎么来的，可信吗？

很多消费者会有这样的疑问，企业的确是在标签上标注了蛋白质多少、脂肪多少等等，但是这些数值可信吗？我怎么知道标的是对还是错呢？

其实这点倒不必太过担心。我国标准中要求，食品标签上营养成分的数值可以通过原料计算或者产品检测获得，企业必须有可靠的依据才可以在标签上写上这些数字。许多企业是根据产品的多次检测数据得出，有些原料比较简单的食品，则通过配料的营养成分计算或者直接采用我国权威食物成分表中的数据列出的。现在无论是公民意识还是监管力度都逐渐加强，一般来讲，企业不敢也不会胡乱标示的。

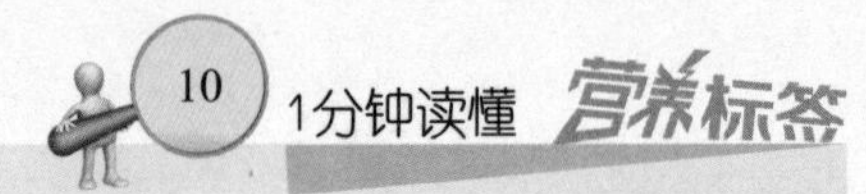

6 有的标签中写了钠的含量为0，含量为“0”的营养素也需要标注吗？

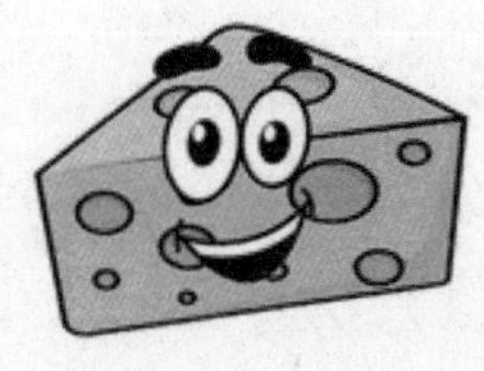

我国标准规定，营养成分含量低于某一个界值时，由于其对人体没有实际营养意义且数值的准确性较差，必须标示为“0”。如100g（或100ml）食品中能量值≤17kJ，蛋白质、脂肪、碳水化合物含量≤0.5g，钠含量≤5mg时，都必须标示为“0”。其他的营养素也有相应的必须标示为“0”的条件。

由于我国强制要求标示“1+4”，因此，无论其含量是高是低或者没有，这5项内容必须在标签上展示。这样就可能出现在标签上某一个或者多个营养成分含量为“0”的情况。当然通过上述解释我们知道，标示为“0”并不是绝对的没有，而是低于某一个界值。如某产品的钠含量实际为2mg，但在营养标签上就必须标示为“0”了，其相应的NRV%也是“0”。

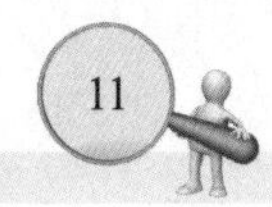

7 某食品营养成分表中维生素 A 的单位是“微克视黄醇当量”，有的则写着“μg RE”，这是什么意思？

这些都是维生素 A 含量单位的科学表达方式，中文表达为“微克视黄醇当量”，英文为“μg RE”。食物中的维生素 A 有多种化学形式，包括视黄醇、β－胡萝卜素和其他类型的胡萝卜素等，且各自有不同的生物活性。一般在植物性食物中只有胡萝卜素，没有视黄醇，而绝大多数动物性食物仅有视黄醇。由于加工的包装食品原料来源较多，可能二者皆有。为了计算总维生素 A 的生物活性，常常需要测定食物中不同形式的维生素 A 并进行适当的折算，并以人体能够吸收利用的形式用科学的方式表达出来，所以国际上采用微克视黄醇当量（μg RE）来表达。

同样，如果读者留意的话，营养成分表中维生素 E 是用“毫克 α－生育酚当量”或“mg α－TE”表达的，这也是不同化学形式的维生素 E 折算后的总含量。

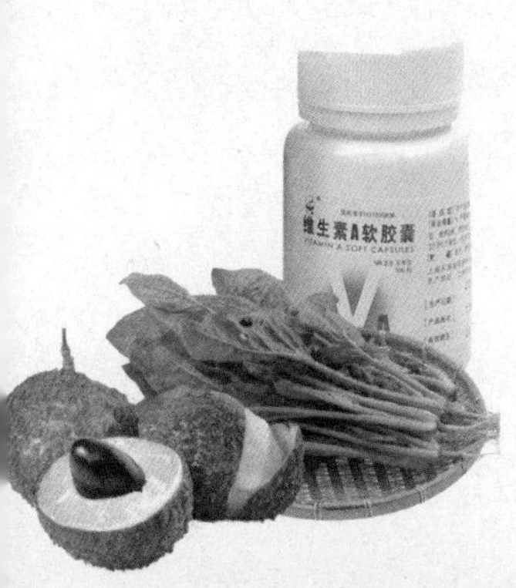

8 什么是营养声称？

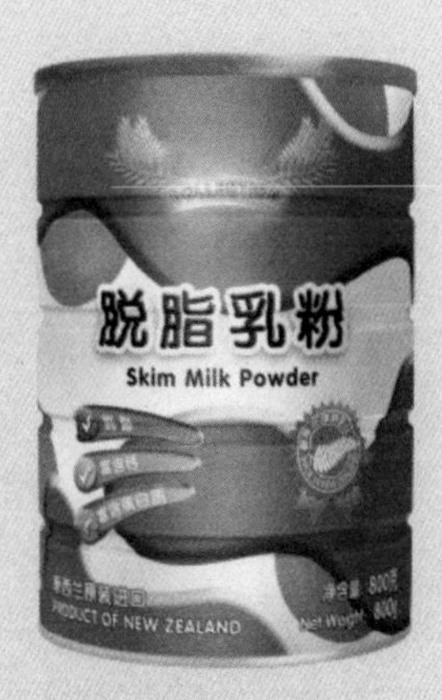

营养声称是对食品营养特性的描述和声明，如能量水平、蛋白质含量水平。它是基于营养成分表中的含量数值达到我国规定的一定要求后，用消费者更加明白的语言，对营养成分的含量水平进行通俗化的描述，特点是直观、简单、易懂，有助于消费者的快速选择。

营养声称包括含量声称和比较声称。例如日常生活中常见的“高钙”豆粉，“脱脂”乳粉、“含丰富的维生素C”的饮料、“低胆固醇”等都属于含量声称，而“减少脂肪”、“加钙”等则属于比较声称，即通过跟同类产品的比较而得出的。

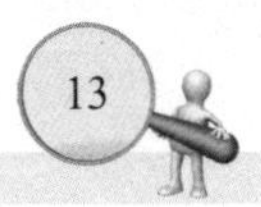

9 企业可以随便声称自己的产品是“高钙”、“低脂”吗？

所有的食品都不可以随便声称，只有符合了我国标准中要求的条件才可以进行相应的声称。

例如，虽然牛奶本身钙的含量较高，但不是所有的牛奶都可以说成是“高钙”奶的，只有每100ml牛奶中的钙含量大于等于“120mg”时，才可以声称；如果低于这个数值却进行了声称，则是不合格的声称。同样，我国对于“低脂”、“不含反式脂肪酸”、“富含维生素C”等声称也有相应的要求，这些在后面的相应章节会详述。

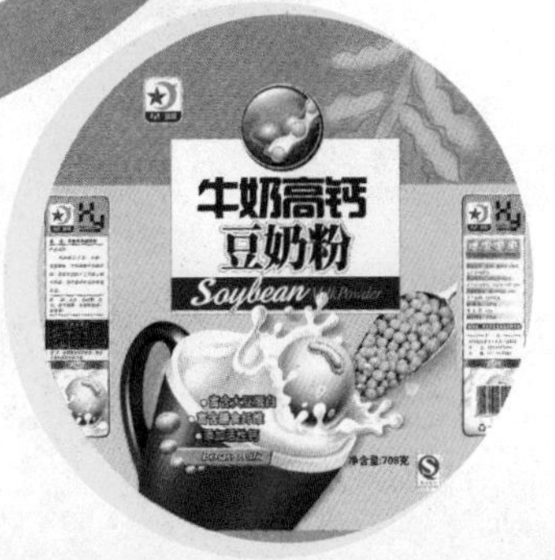

10 什么是营养成分功能声称?

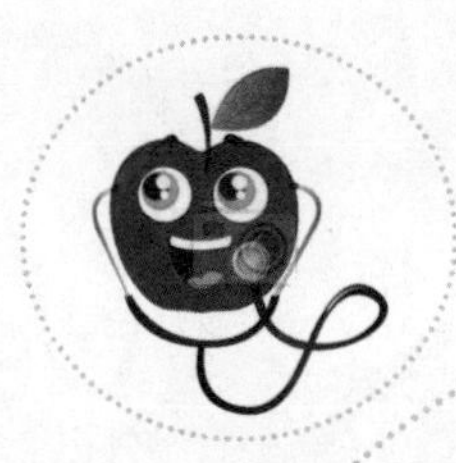

营养成分功能声称是指某营养成分可以维持人体正常生长、发育和正常生理功能等作用的声称。

功能声称是在营养成分含量达到某一特定条件的前提下，描述该成分在人体内的正常生理功能，这样的方式能对消费者起到更好的科普教育作用，也是对整个食品营养作用的概括和总结，是消费者目前关注的内容之一。

例如：维生素 C 有抗氧化作用；钙是骨骼和牙齿的主要成分，并维持骨密度。

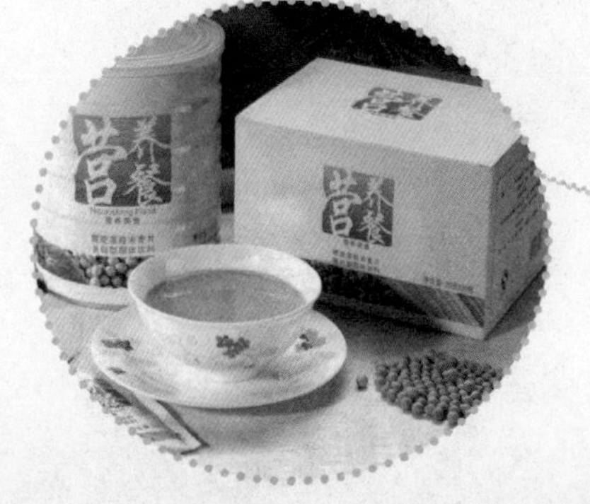

11 有时候在标签上看到的“防病治病”的说法，这也属于营养成分功能声称吗？

我国法规明确规定，食品标签上不得标注或者暗示具有预防、治疗疾病作用的内容，非保健食品也不得明示或暗示其具有保健作用。因此，食品标签上所谓的“防病治病”的说法，根本就不该有，更不是我们营养标签中所说的营养成分功能声称了。

食品就是食品，是为了给我们提供人体需要的能量和各种营养素的，它不是药品，不具有治病或者防病的功能。虽然合理膳食可以减少一些疾病的发生，但这是一种需要长久坚持的生活方式，而不是通过某一种食品就可以实现的。任何食物都有其营养特点，没有一种食物能够满足人体的全部营养需求，正如营养学家常说的一句话“没有不好的食品，只有不好的膳食”。合理膳食、多样化搭配、健康的生活方式才是真正的健康之本。

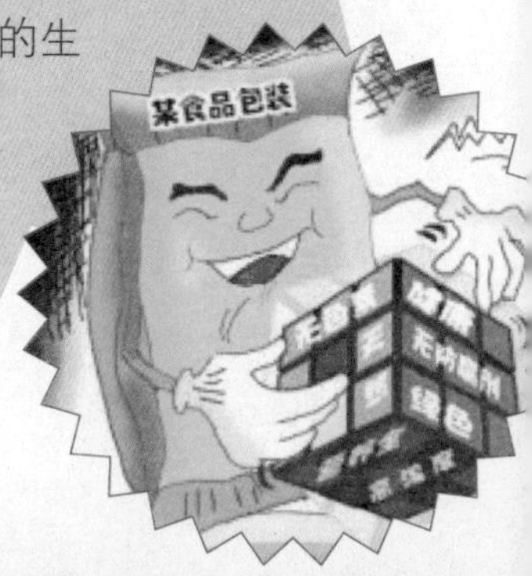

12 美国的营养标签是什么样的？

美国是全世界最早开始标注食品营养标签的。早在 1990 年，美国就通过了营养标签与教育法案，由时任的布什总统签署，并且于 1994 年全面实施。中间经过几次修订和调整，现在可以说是营养标签法规最为严谨和完善的国家。

看看下面这个例子，就知道美国的营养标签有多复杂了。所谓的“1+14”一个都不能少：能量、脂肪提供的能量百分比、脂肪、饱和脂肪、反式脂肪酸、胆固醇、总碳水化合物、糖、膳食纤维、蛋白质、维生素 A、维生素 C、钠、钙和铁。除此以外，企业还可以自愿标注一些其他项目，比如单、多不饱和脂肪，可溶、不可溶膳食纤维，其他维生素与矿物质等。比起咱们国家强制的“1+4”，是不是多了许多呢？

Nutrition Facts
Serving Size 2/3 cup (55g)
Servings Per Container About 8

Amount Per Serving	
Calories 230	Calories from Fat 40
	% Daily Value*
Total Fat 8g	**12%**
Saturated Fat 1g	**5%**
Trans Fat 0g	
Cholesterol 0mg	**0%**
Sodium 160mg	**7%**
Total Carbohydrate 37g	**12%**
Dietary Fiber 4g	**16%**
Sugars 1g	
Protein 3g	
Vitamin A	10%
Vitamin C	8%
Calcium	20%
Iron	45%

* Percent Daily Values are based on a 2,000 calorie diet. Your daily value may be higher or lower depending on your calorie needs.

	Calories:	2,000	2,500
Total Fat	Less than	65g	80g
Sat Fat	Less than	20g	25g
Cholesterol	Less than	300mg	300mg
Sodium	Less than	2,400mg	2,400mg
Total Carbohydrate		300g	375g
Dietary Fiber		25g	30g

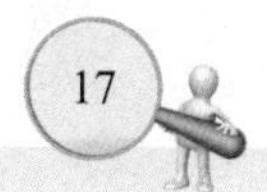

2014 年年初，美国宣布食品营养标签 20 年来将首次大幅修改，更让人惊奇的是，这是由美国第一夫人米歇尔·奥巴马与美国食品药品管理局共同提出的。据了解，自从奥巴马 2008 年当选美国总统以来，米歇尔一直呼吁美国人健康的饮食和运动，这其中包括发起抗击儿童肥胖问题的“让我们行动”计划，这次的营养标签改革方案也是行动计划的一部分。

美国这次新提出的营养标签法案与原来相比有了很大的变化，大到营养素的种类，小到格式、字体甚至是脚注，都进行了认真修改。但不管怎么改，都是为了更真实、客观地描述食品的营养成分，为了使消费者做出更健康的选择。

与美国拥有 20 多年历史的营养标签相比，我国刚刚实施两年的《食品安全国家标准　预包装食品营养标签通则》（GB 28050-2011）只能算是尚在襁褓中的婴儿，正在起步阶段，还需要更多人的关注和支持。

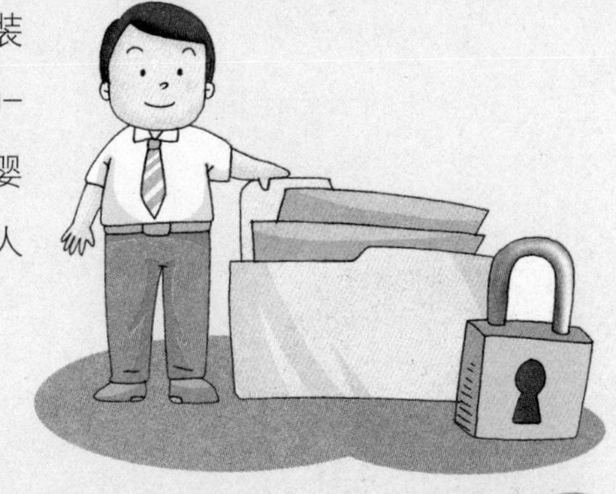

13 在食品包装上标注营养标签对消费者有什么好处?

近年来，随着大众健康意识的提高，科学选择食品是消费者的客观需求，因此，在食品包装上标注营养标签至少可以带来如下好处：

• 帮助消费者了解食品的营养组分和特征。预包装食品不同于“裸装”和天然的食物，如大米、土豆、蔬菜等，后者的存在是一种原始或天然的状态。而预包装食品常由一种或几种食物原料经加工制成，无法从表面上看出其配料的成分及所占比例，最终会含有多少脂肪、盐等更是无从知道。食品标签可以让消费者了解食品配料和生产信息，而营养标签实际上展示的是终产品的营养信息和特点。

• 引导消费者健康选择和消费。消费者购买食品，一方面需要知道产品的安全性，另一方面需了解食品的营养特点。营养标签的主要作用就是引导消费者的健康选择。科学、真实的食品营养标签是企业对消费者的承诺，是食品健康化发展的象征。

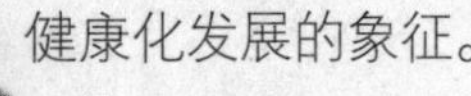

• 维护消费者知情权。消费者知情权是消费者权利体系中的基础性权利。保护消费者知情权对于维护其合法权益、维护市场经济秩序以及促进社会生产发展具有重要意义。具体到食品消费而言，食品生产日期、配料、保存期等即是保证消费者知情权的一个方面。但调查发现，以前在一些食品标签上出现了许多虚假的营养信息以及不合格的声称，对消费者选择食品实际上是一种误导。以往由于营养标签信息的不科学和不准确，或者未标明食品的真实特点，不仅造成信息不对称，也是对消费者知情权的损害。

• 促进食品企业健康发展。我国的市场竞争正处在一个从无序向有序转变的特殊时期，经营者在满足消费者知情权的同时，可能会通过各种方式，达到促进消费的目的。由于营养标签的实施和营养教育的开展，一些能量、脂肪、钠含量过高的食品，势必会失去应有的市场，迫使企业改良配方，为消费者提供更健康的产品。因此，营养标签的实施是促使食品走向营养健康的有力措施，从而对消费者健康起到良好促进作用。

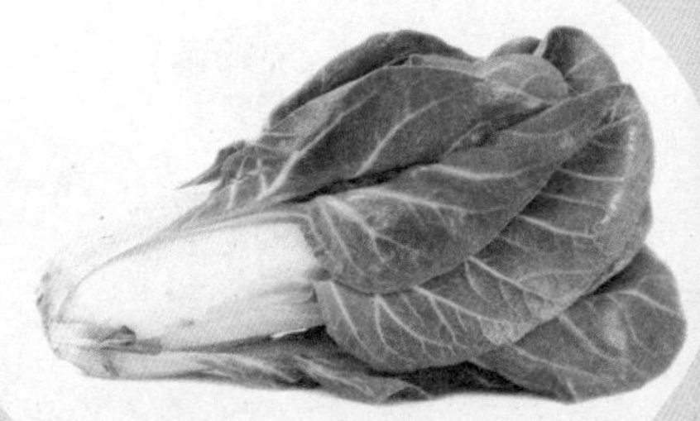

14 在营养标签标准实施之前，我国食品有关营养信息等的情况是什么样的？

营养标签标准实施之前，我国虽然还没有对食品营养标签和营养信息进行专门的法规管理，但食品市场上营养信息和营养标签已经随处可见。另外，随着食品国际贸易往来的频繁，出口到美国、欧洲的食品已受到“标签”相关法规标准要求的限制，因此许多企业由于进出口食品的需要，对“营养标签”已不陌生。

早在 2002 年，中国疾病预防控制中心营养与食品安全所调查发现，378 种包装食品中标示营养标签的产品占到总数的 39.4%，但标示内容随意性较大、真假难辨。其他的问题，如内容描述不完整、标示不正确、用语不确切、表达格式不规范等更是比较常见。某些厂商抓住了消费者关注营养、保健等的心理，有意误导、进行虚假宣传。由于这类虚假、夸大的营养信息屡见不鲜，所以，虽然消费者认为营养标签很重要，但 80% 的人却表示对当时的标签内容不信任或半信半疑。这也要求我们通过法规来对营养标签进行管理，给消费者一个真实的交代。GB 28050 的发布和实施，正是为了规范企业行为，从而让消费者能得到真实的信息。

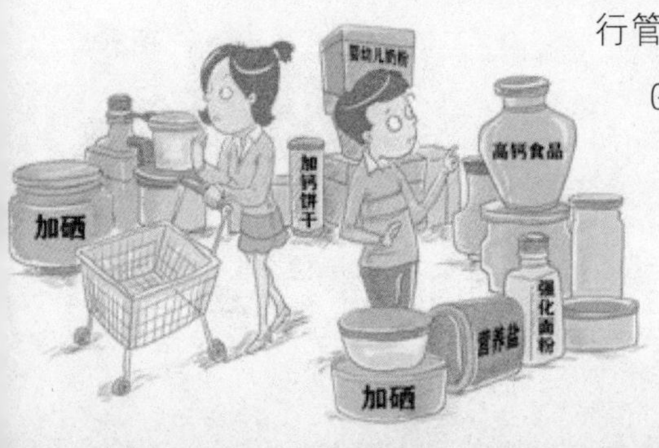

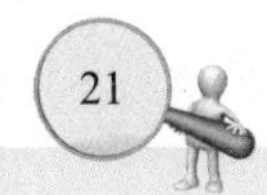

15 营养标签不是强制实施吗，为什么现在有的包装食品上找不到营养标签？

是的，我国的营养标签是强制实施的。但根据国际上实施营养标签制度的经验，营养标签标准中规定了可以豁免标识营养标签的部分食品范围。我国规定的豁免强制标识营养标签的食品如下：

1）食品的营养素含量波动大的，如生鲜食品、现制现售食品；

2）包装小，不能满足营养标签内容的，如包装总表面积≤ $100cm^2$ 或最大表面面积≤ $20cm^2$ 的预包装食品；

3）食用量小、对机体营养素的摄入贡献较小的，如饮料酒类、包装饮用水、每日食用量≤ 10g 或 10mL 的。

当然，如果企业产品在豁免的范围之内，但有以下情形，也应当按照营养标签标准的要求，强制标注营养标签：

1）企业自愿选择标识营养标签的；

2）标签中有任何营养信息（如“蛋白质高达 3.3%”等）的；

3）使用了营养强化剂、氢化和（或）部分氢化植物油的；

4）标签中有营养声称或营养成分功能声称的。

16 消费者对营养标签持怎样的认知态度？

营养标签标准出台和实施前后，我国相关部门、科研院所开展了许多有关消费者认知态度的调查。如北京市 2012 年对 1400 多人的调查显示，45% 的居民知道营养标签，39.3% 的居民在选购食品时会参考包装上的营养标签，文化程度较高、收入较高、年龄较小的人群对营养标签的参考率和知晓率高于其他人群；太原市 2013 年对 400 名消费者的调查显示，食品营养标签的知晓率为 79.3%；对标签内容和形式的满意度为 83.3%；认为营养声称和营养成分功能声称有帮助的比例分别为 68.7% 和 68.3%；43.3% 的消费者总是经常阅读营养成分表，目的主要是了解食物的营养特性，合理膳食；有 61.8% 的消费者愿意依据营养标签提供的信息改变购买决策。2013 年对大学生群体的一项调查则显示，80.5 % 的大学生在购买预包装食品时阅读营

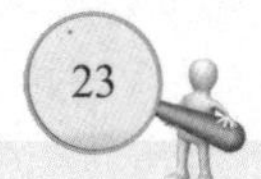

养标签是为了了解食物的营养成分，合理营养从而提高身体素质；66.3％的大学生认为可以从营养标签中获得有关食品的基本营养知识；18％的大学生通过阅读营养标签来控制摄入的热量，从而控制体重达到减肥的目的。上述数据提示，食品营养标签受到许多消费者的关注，已经成为人们促进身体健康的重要途径。

总之，食品营养标签是简单明了的消费指南，如果消费者学会了看营养标签，在一定程度上会影响他们的食物选择，这种影响还可能会扩展到他们膳食结构的改变上，最后，可能会传播到家庭、亲友或同事等人群。所以，为了自身和家人的健康，拿起包装，细细地读一下上面的营养标签吧！

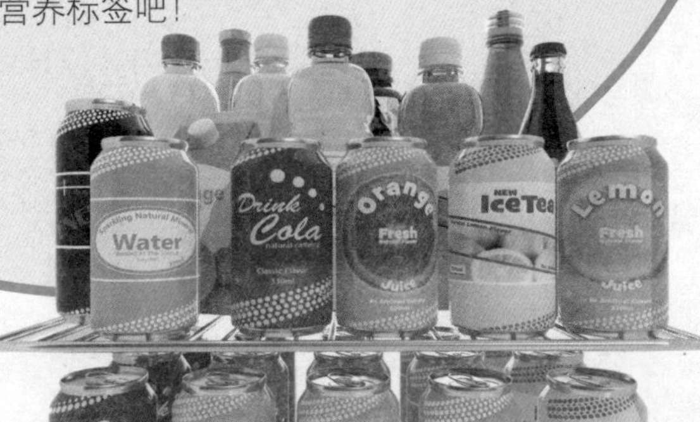

17 能不能把营养标签中的数值换成更为直观的表达方式?

有消费者认为，虽然前面讲过了怎么理解营养成分表，但还是觉得不够直观。有没有更加直观的表达方式让人们可以更好地理解呢?

其实，这也是各国政府和学术界一直关注的问题，许多国家都在尝试，在背面标注营养成分表的同时，在包装正面以图形、卡通或者其他方式来展示产品中能量、脂肪含量等信息，让消费者一眼就能看到。学术上一般将其称为“包装正面信息”，以补充或强调背面营养成分表的内容。我国一些大的企业已经尝试做这方面的工作。这部分内容在后面章节也会做进一步介绍。但是由于表格和数字更加客观、真实，因此各国都是在强制标示营养成分表的前提下，允许企业在正面补充一些信息或者做进一步的说明。

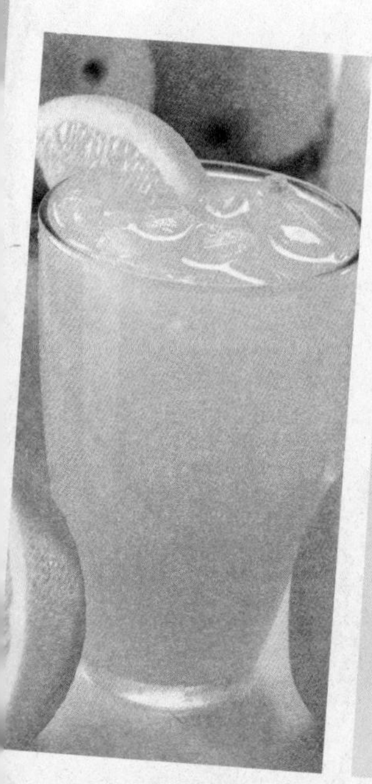

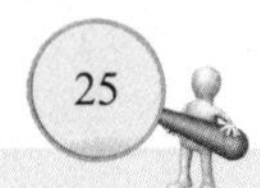

18 如果想知道更多的食物营养成分信息，而营养标签上又没有，该怎么办？

是的，关注健康可能并不是只关注我国强制标示的“1+4”，消费者还想知道购买的食品中含钙多少、胆固醇多少，等等。这些信息由于我国不强制要求，所以在营养标签中一般找不到。

如果您对其他成分感兴趣，建议您查阅如下一些资料：如中国疾病预防控制中心营养与食品安全所编著的《中国食物成分表》2002 版和 2004 版。

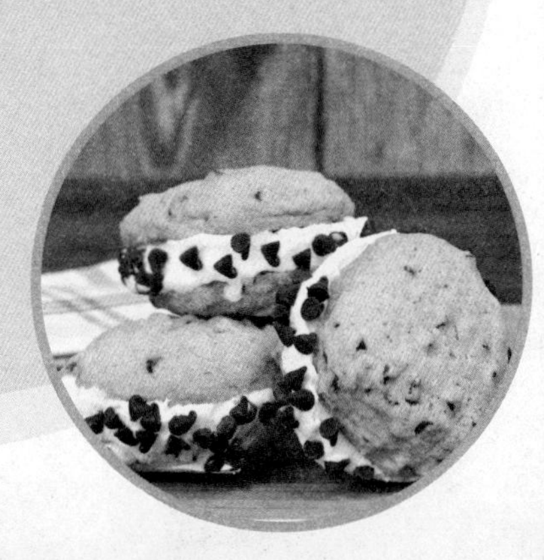

19 某种食品营养标签中标的营养成分越多，说明该食品越有营养吗？

这个问题问的很好！我国强制标示的是“1+4”，即能量、蛋白质、脂肪、碳水化合物和钠。除此之外，鼓励企业自愿标示出来其他成分，更好地满足消费者的知情权。

所以，如果在某个食品包装上看到标示的内容比较多，说明这个企业更好地执行了有关要求，给消费者展示了更多信息，是一种负责任的表现。当然，是不是营养价值高，就需要仔细看一下标出的营养素含量是不是较高，占 NRV 的百分比是不是大等信息。比如一个食品标签，标示出了多种维生素和矿物质，但是许多都是“0”，这样的产品，其营养价值高低，自然一眼就看出来了。

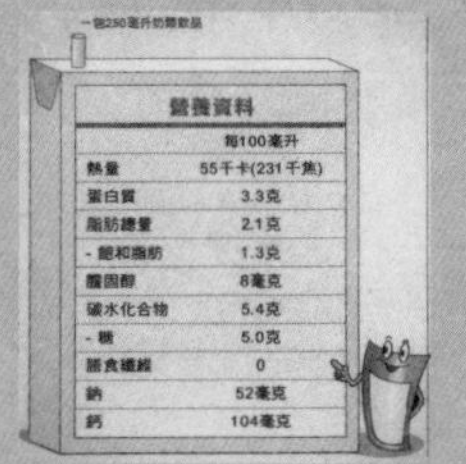

營養資料

	每100毫升
熱量	55千卡(231千焦)
蛋白質	3.3克
脂肪總量	2.1克
- 飽和脂肪	1.3克
膽固醇	8毫克
碳水化合物	5.4克
- 糖	5.0克
膳食纖維	0
鈉	52毫克
鈣	104毫克

去饭店点菜，如果能看到菜品的营养标签就更好了，我国会有这方面的规定吗？

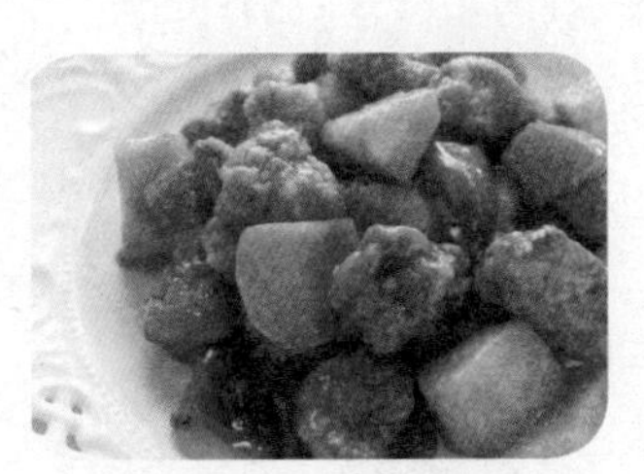

虽然预包装食品在我国占的比例越来越大，但与此同时，在外就餐的人数也越来越多，也有很多人习惯叫外卖送到家里。因此很多消费者会关注，吃的这些菜肴里，到底有多少能量或者多少脂肪呢？

关于菜肴的营养标签，我国曾经做过一些尝试，但是并不理想。同样一个鱼香肉丝，可能A饭店的厨师擅长用油多，B饭店的厨师擅长加盐或者放糖多，同样的菜肴营养成分的差别却很大。“标准配方”的菜肴很难实现，尤其是在我国这样的烹调大国。所以，在外就餐，还是要记住适量点餐，荤素搭配，不要吃得过饱或者过咸。

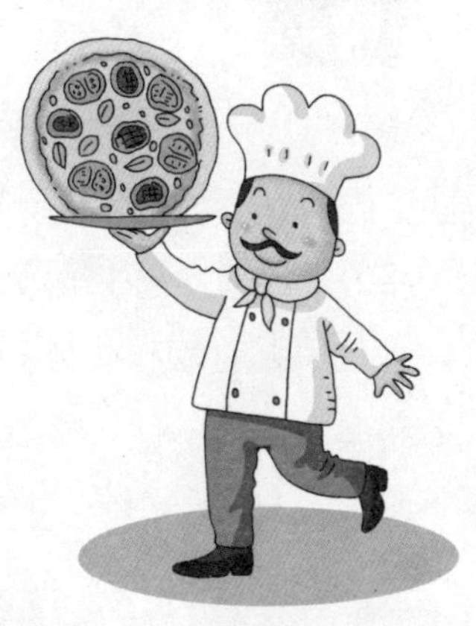

21 如何通过营养标签，指导自己和家人的合理膳食呢？

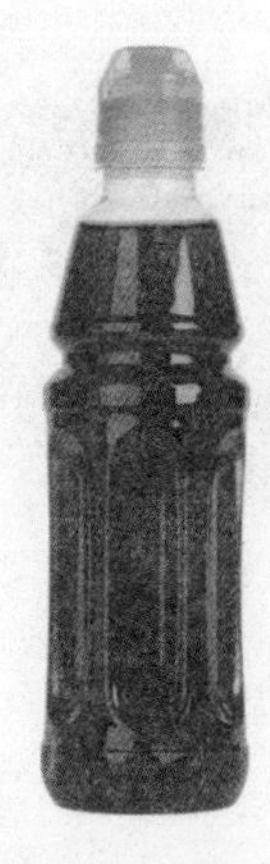

这就是如何做一个聪明的主妇了。聪明主妇首先需要掌握一点儿常规的营养知识，多看一些正规的营养科普书，如中国营养学会编著的《中国居民膳食指南》等；另外，为家人选购食品时注意看一下标签，掌握一点儿小窍门，无意中会有大的改善。比如选购面包，尽量不要选择钠含量很高的，因为面包主要是为我们提供能量和碳水化合物；选择奶制品，我们主要是看中了奶里的蛋白质，同时看看碳水化合物那栏，太高的尽量不选；选择饮料，是为了解渴，就尽量选那些能量和碳水化合物比较低的。

后面的章节中对于如何选择食品还有详细介绍。总之，健康科学的膳食不是一朝一夕的事，而是贯穿一生的理念和实践。通过这本书，希望您能边学边用，成为全家人的“营养师”。

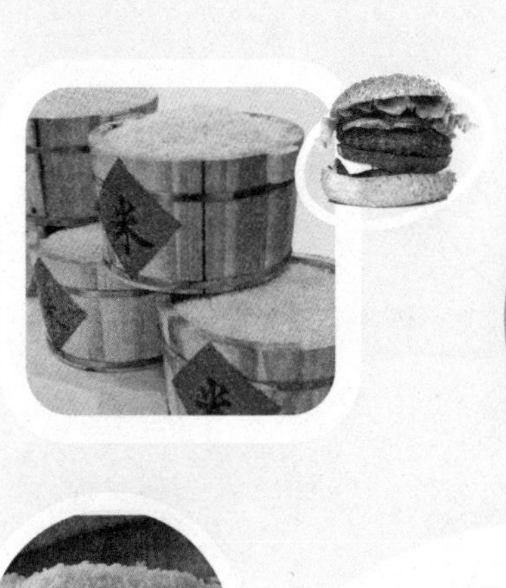

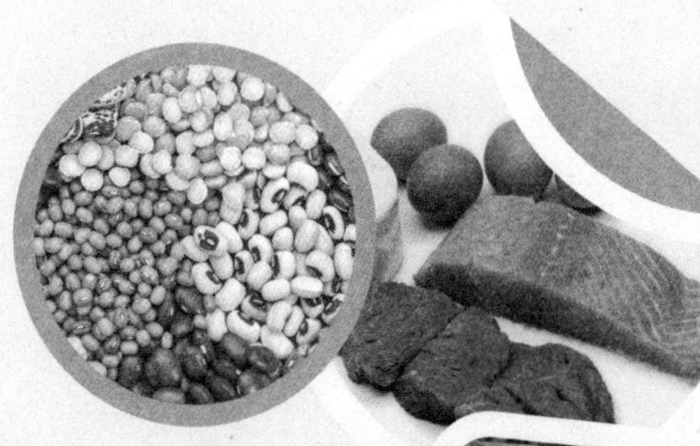

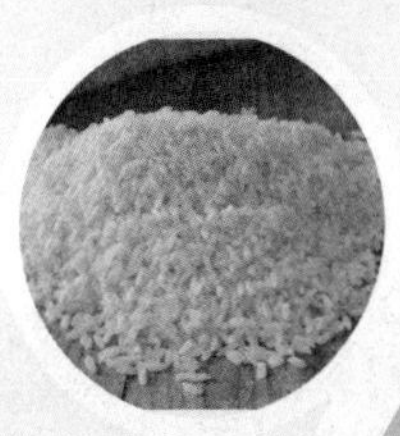

第二章

认知标签

—进阶篇

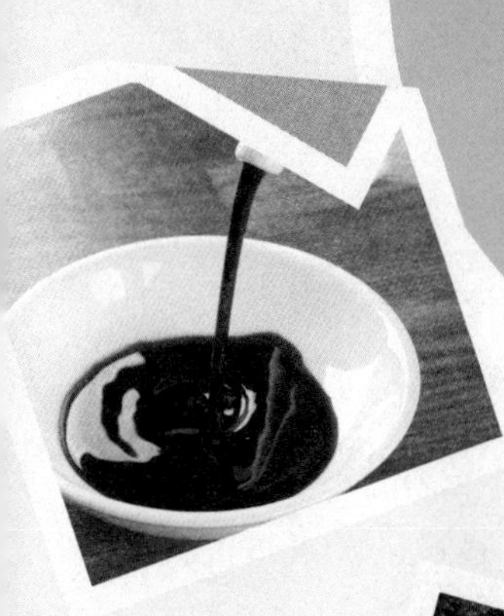

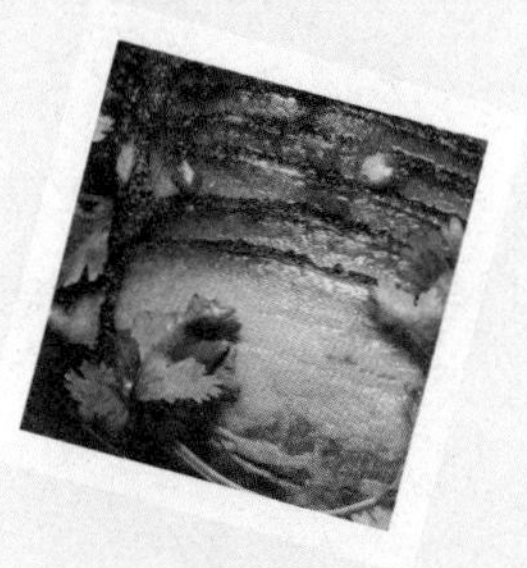

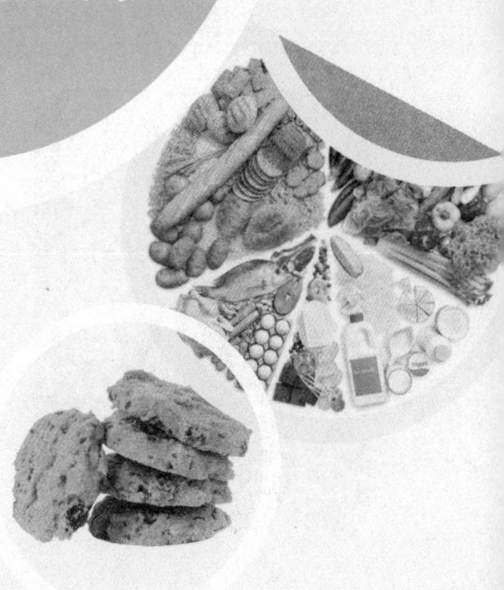

22 什么叫营养素，主要包括哪些内容？

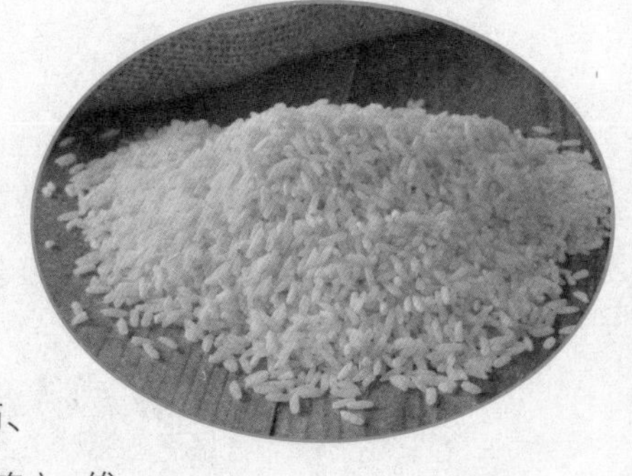

营养素是指食品中具有特定生理作用、能维持机体生长、发育、活动、繁殖以及正常代谢所需的物质，一般包括蛋白质、脂肪、碳水化合物、矿物质（钙、铁、锌等）、维生素（维生素A、维生素C等）5大类。缺少这些物质，将导致机体发生相应的生化或生理学的不良反应。另外，有些教科书或者著作中把水分和膳食纤维也归入到营养素内，这二者是否属于营养素，国际上还没有统一定论。

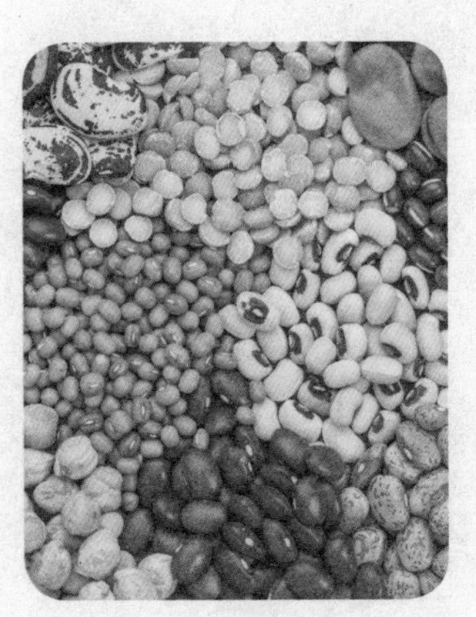

因此，传统上所指的营养素，大多是指蛋白质、脂肪、碳水化合物、维生素、矿物质5大类。

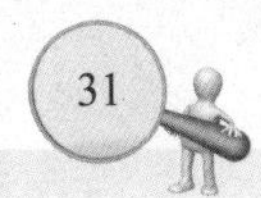

什么是能量，能量对人体有什么作用？

能量是指食品中的蛋白质、脂肪和碳水化合物等几种产能营养素在人体代谢中产生的热量之和。在营养标签上，食物中的能量是通过蛋白质、脂肪和碳水化合物各自的含量乘以相应的能量系数再相加而得到的，以千焦（kJ）标示。有些食物中含有乙醇（酒精）、有机酸、膳食纤维等，也能转化为能量，因此也有相应的能量转化系数。

能量是人体各种生命活动的基础，如物质的合成和分解代谢、心脏跳动、肌肉收缩、腺体分泌等都需要能量，充足的能量摄入对保障机体健康是必需的。长期能量摄入不足，会导致营养不良、消瘦等；但如果能量摄入过高，则容易造成肥胖甚至增加慢性病发生的风险。

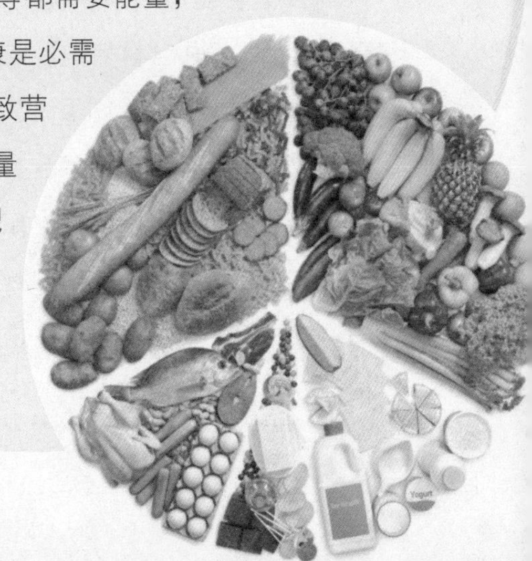

24 什么是蛋白质，蛋白质对人体有哪些作用？

蛋白质是含氮的有机化合物，以氨基酸为基本单位组成。

食品中蛋白质含量一般是将测定所得的“总氮量”乘以相应的“蛋白质折算系数”得到的。不同食品的蛋白质折算系数不同，如乳和乳制品的折算系数是6.38、大豆为5.71。日常我们摄入的各类食物中，动物性食品、豆类食品蛋白质含量相对较高。

蛋白质是构成人体组织、器官的重要成分，人体许多重要的生理功能都离不开蛋白质，如促进食物消化、吸收和利用的各种酶，维持机体免疫功能的免疫蛋白，许多具有重要生理调节作用的激素等都是由蛋白质及其衍生物组成的；另外，蛋白质在体内降解为氨基酸后经过脱氨基作用和进一步氧化也可以为机体提供能量。

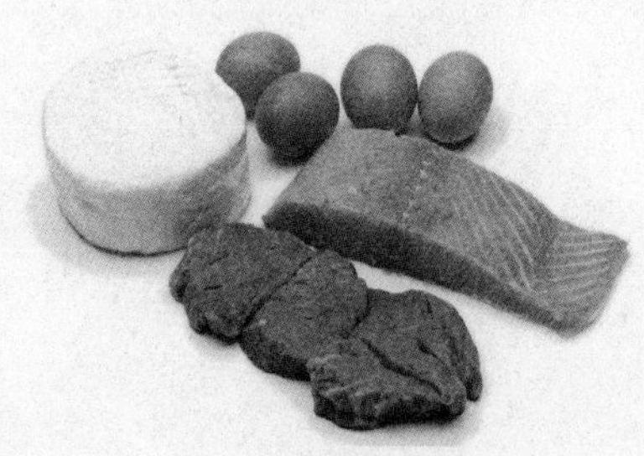

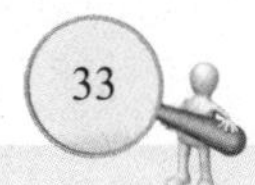

25 什么是脂肪，脂肪有什么作用？

脂肪是指食品中一大类不溶于水而溶于有机溶剂（乙醚或石油醚）的化合物的总称。主要食物来源有烹调油、动物油脂等。

脂肪是人体组织的重要组成成分，是人体必需营养素之一，它与蛋白质、碳水化合物是产能的三大营养素，在供给人体能量方面起着重要作用；脂肪对维持细胞的结构和功能起重要作用，如细胞膜、神经髓鞘膜等重要的生物膜都必须有脂类参与构成；脂肪还具有为人体提供必需脂肪酸，并促进脂溶性维生素吸收等生理功能。但是，过量的脂肪摄入也容易导致肥胖等慢性病的发生。

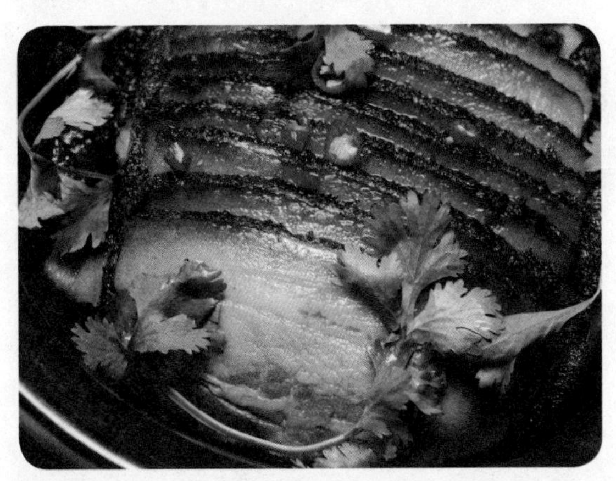

26 什么是碳水化合物，碳水化合物有什么作用?

食品中的碳水化合物是指由碳、氢、氧三种元素组成的一类化合物，是单糖、双糖、寡糖、多糖的总称，是提供能量的重要营养素。食品中的碳水化合物可由减法或加法获得。减法是将食品总质量看做100，分别减去蛋白质、脂肪、水分、灰分和膳食纤维的质量即是碳水化合物的量。加法是指食物中淀粉和糖的总和。米饭、馒头等谷类食物一般含碳水化合物较高。

碳水化合物是细胞结构的主要成分及人体的主要供能物质，并且有调节细胞活动的重要生理功能。从提供能量方面，碳水化合物是人类获取能量的最经济、最主要的来源，一般成人一天所需能量一半以上来自碳水化合物，因此充足的碳水化合物不仅对保证充足能量供给非常重要，对于保障平衡膳食、节约蛋白质等也有重要意义；同时，碳水化合物也是构成细胞的成分并参与多项生理活动，如参与构成各种糖蛋白等。

碳水化合物就是糖吗？反之，糖就是碳水化合物吗？

很多人认为碳水化合物就是糖，经常说“主食里含糖多，要少吃”。两者真的能划等号吗？

按照我国标准中的定义，碳水化合物是指单糖、双糖、寡糖（低聚糖）、多糖（主要是淀粉和非淀粉多糖）的总称。而糖则包括所有的单糖和双糖，其中单糖主要有葡萄糖、半乳糖、果糖等，双糖则主要有乳糖、蔗糖和麦芽糖等。由此可见，碳水化合物不仅仅是指糖，寡糖（低聚糖）、多糖（淀粉和非淀粉多糖）也是碳水化合物的重要组成部分。事实上，一般谷类食物中的碳水化合物多为淀粉，在体内经过人体消化吸收后才能变成糖，而不是食物本身含有“糖”，所以我们所说的“主食含糖多”，其实是淀粉含量多。

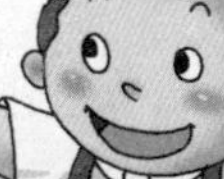

28 有专家说过，食物是由蛋白质、脂肪、碳水化合物三大营养物质构成的，那么是不是营养标签上这三者含量之和应该等于或者接近100%才正确？

蛋白质、脂肪、碳水化合物是食物中含量最多的三大主要营养物质，营养学上通常称为“宏量营养素”。从“宏量”两个字就可以看出，人体对它们的需要多，它们在我们膳食中占的比重也大。

但同时，食物中还包括其他物质呢，其中最重要的是水分，有的液态类产品中水分

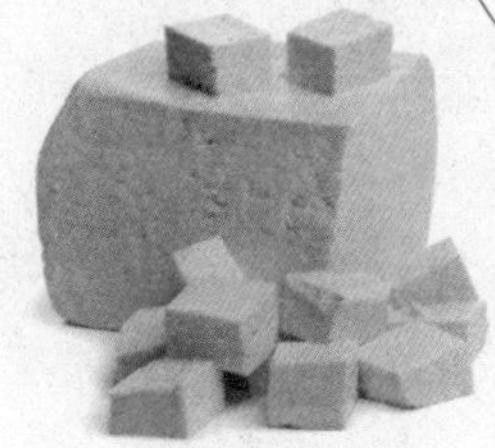

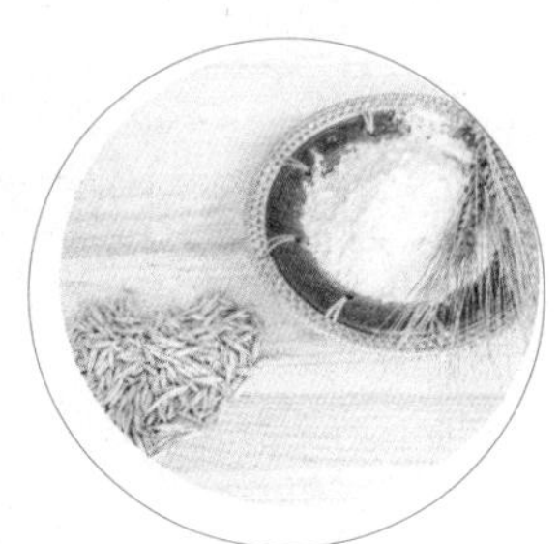

含量还很高，如牛奶中的水分含量接近 90%。固态或者粉状的产品就不含水分吗？也不是，面粉的水分在 10% 左右；各类大米的水分含量在 10%~15% 之间；不管是南豆腐还是北豆腐，水分含量都在 80% 以上；不同部位、不同肥瘦的猪肉，约一半的重量为水分。另外，食物中还有“灰分”，即食物燃烧后剩余的残渣，主要是食物中的矿物质总和。不同食物中灰分含量从百分之零点几到百分之十。所以蛋白质、脂肪、碳水化合物三者之和一般不可能等于或接近 100%。

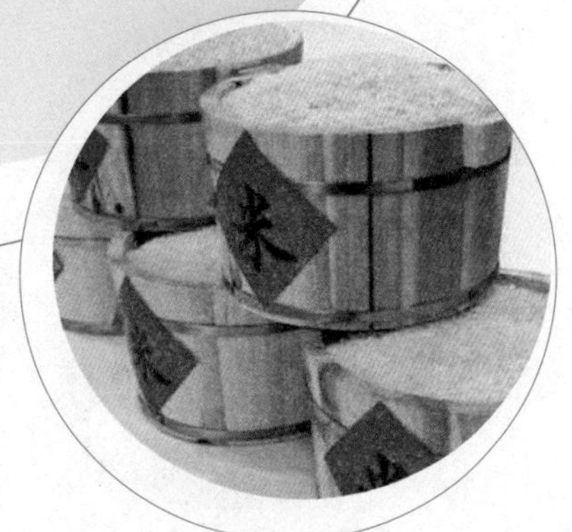

29 什么是钠？

食品中的钠是指以各种形式存在的含钠化合物的总和。日常所食用的食盐就是氯化钠，是膳食中钠的最主要来源。

钠对于人体的细胞外液渗透压调节、维持体内含水量的恒定、调节体内酸碱平衡、维持正常的心血管及能量代谢功能和增强神经肌肉的兴奋性等都是极其重要的，所以钠是人体必需的营养素。

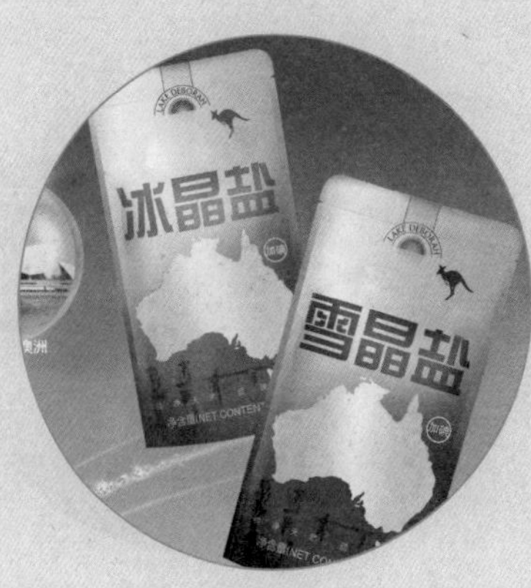

一般情况下人体不会缺钠。但由于膳食习惯问题，我国居民的钠摄入量远远超过了需要量，成为导致高血压的一个主要因素。

30 有些食物并没有加盐，为什么营养成分表中的钠含量不是“0”？

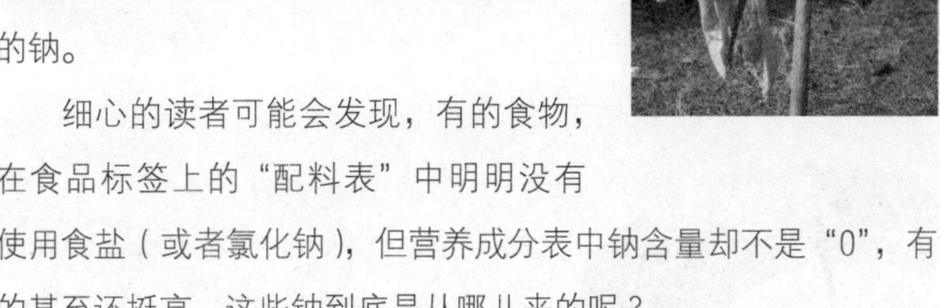

考虑到我国居民的食盐（钠）摄入量比较高，因此在营养标签中要求强制标示钠含量，以便公众更科学地选择和比较食品、有目的地减少钠的摄入量。同时也是为了配合国家的减盐行动，促进食品行业改善工艺，减少食品中过多的钠。

细心的读者可能会发现，有的食物，在食品标签上的“配料表”中明明没有使用食盐（或者氯化钠），但营养成分表中钠含量却不是“0”，有的甚至还挺高，这些钠到底是从哪儿来的呢？

其实，钠在各种食物中都是天然存在的。日常我们吃的米面类、蔬菜水果类、肉蛋奶类等食品，本身都含有钠，只不过含量有高有低。另外，食品加工过程使用的添加剂中，也会含有钠，如作为防腐剂使用的苯甲酸钠、作为增稠剂的淀粉磷酸酯钠、作为酸度调节剂的富马酸钠、作为甜味剂的环已基氨基磺酸钠（即甜蜜素），等等。因此如果加工过程中使用了这些含钠的添加剂，也会给食品中带来少量的钠。

不过，无论是食品本身的钠，还是来自添加剂的钠，占我们总的钠摄入量的比例都非常小。我们日常饮食中所要注意的，首先还是烹调时要适当控制食盐的使用量，不要让烹制的食物过咸。其次是尽量少食用腌制的食物和酱类，这些食物里面的钠含量经常高得惊人，如腌肉、腌菜、辣酱、黄酱等，适当佐餐即可，但不要养成“不吃炒菜、光靠辣酱下饭”的饮食模式，长期如此，不但钠摄入量过高，其他营养素也容易缺乏或不平衡。

另外，我们国家规定，如果食品企业在标签上声称“低钠（低盐）”、“无钠（无盐）”等等，其钠含量都是有具体的要求，如低钠的要求是钠含量≤ 120mg/100g 或 100mL。所以，购买包装食品时，选择有“低钠”或“无钠”声称的食品，也是减少钠摄入量的一种方式。

31 什么是营养标签上的“核心营养素”？

在强制或自愿执行营养标签管理的一些国家，把营养素分为必须标示和可选择标示的两种。为强调必须标示的营养素的重要性，将其命名为“核心营养素”。

一般来说，核心营养素应该是对本国最具有公共卫生意义的营养素。如我国规定4种：即蛋白质、脂肪、碳水化合物、钠，美国规定14种，澳大利亚规定6种。

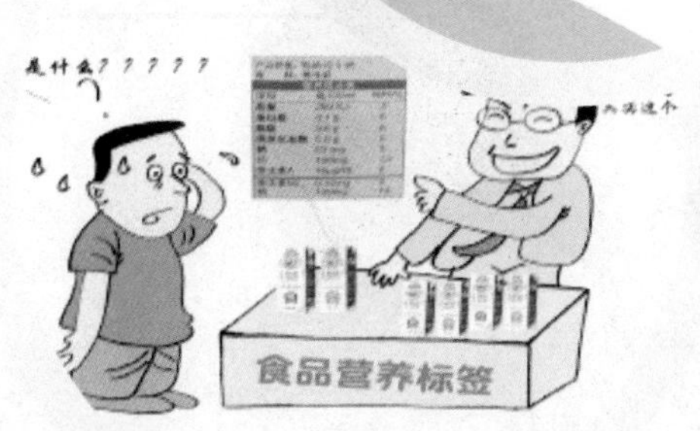

32 为什么营养标签上要首先标示能量及核心营养素？

我国居民营养与健康状况调查结果显示，能量和蛋白质的缺乏在边远地区仍然是一个主要问题，以致我国某些地区儿童的生长迟缓发生率高达 34 %，低体重率高达 18%。而在一些经济发达的大城市，盐、脂肪和能量的摄入偏高，如我国部分地区盐的摄入量达到 18g/ 天，远远高于我国推荐量（6g/ 天），成年人体重超重的比例达 25.0%，肥胖率达 10.6%。同时慢性非传染性疾病患病率不断增加，调查数据显示高血压患病率达到 18.8%，血脂异常患病率为 18.6%；糖尿病患病率 2.6%，且还有 1.9%

能量	2023
蛋白质	9.0 g
脂肪	22.7 g
碳水化合物	60.6 g

的人为空腹血糖受损者。关于预包装食品的消费调查也显示，城市人口每天摄入市售的包装食品占全天膳食的 56%（油、盐、醋调料除外），在农村和小城镇人口也占全天膳食的 30%，这个比例说明平衡营养的预包装食品是影响居民健康的重要因素。

综上所述，能量和蛋白质、脂肪、碳水化合物和钠在我国是最具有公共卫生意义的营养素，缺乏可引起营养不足、影响儿童和青少年生长发育和健康；过量则导致肥胖和慢性病（高血压、心血管疾病等）的发生发展。要求在营养标签上首先标示出能量和 4 种核心营养素的含量，这是对企业生产健康食品的最基本要求，也是为引导大众健康的膳食模式、保护消费

33 营养素参考值（NRV）是什么意思，是如何设定的？

营养素参考值（NRV）是专用于食品标签上、用于比较食品营养成分含量多少的一组参考数值。如能量的NRV值是8400kJ，钠的NRV值是2000mg，等等。

前面已经提到，NRV值是我国的营养学家们根据我国居民的营养素推荐摄入量而制定出来的。熟悉营养知识的读者可能知道，居民的膳食营养素推荐摄入量（RNI）根据人群年龄、性别、生理状况等的不同而不同，如同样是成年人，男性和女性的推荐摄入量是不一样的。以蛋白质为例，我国最新推荐摄入量，对于男性人群，11～14岁为60g，14～18岁是75g，18岁以上为65g。那么，用在标签上计算的NRV值，是用哪个人群的参考摄入量来确定的呢？

一般在制定NRV的数值时，大多采用成年人的推荐摄入量数值，再进行适当的修饰和取整，以此作为标签上NRV的数值，如

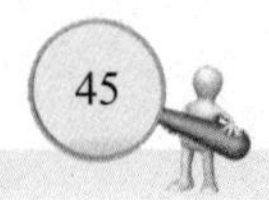

营养成分表

项目	每100ml	NRV%
能量	226 kJ	3 %
蛋白质	3.0 g	5 %
脂肪	3.2 g	5 %
碳水化合物	3.4 g	1 %
钠	37 mg	2 %
钙	240mg	30%

哈，吃100ml大约够我一天所需能量的3%，钙的1/3啦！

我国制定的蛋白质 NRV 值为 60g。从上述 NRV 的来源也可以知道，食物中某营养成分占 NRV 的百分比只是一个大概估计，如占 NRV 的 30%，是指大概估计满足成人需要的 30%，对于儿童来说，则其比例会有所增加。

食品包装上的配料表该怎么看？

我国法规对食品标签上的各项内容都有严格的要求，但如果不发生食品安全事件、或者不涉及到索赔等事件，一般大家不会关注。而食品配料表是一种食品与其他食品区分的重要方面，也是鉴别食品属性的重要证据。所以选购食品时看配料表，可以在第一时间帮你把关。

配料的标注要求有三个主要方面：第一是递减的原则，即各种配料应按制造或加工食品时加入量的递减顺序一一排列（加入量不超过 2% 的配料可以不按递减顺序排列）；第二是标示所有原料的原则，即复合配料要标示其原始配料，有标准的配料且加入量少时（小于食品总量的 25%）则不需要展开标示；第三是食品添加剂必须标示的原则，不管用了什么添加剂，都必须明确地标示出来。

了解了上述原则，就知道了食品中排在包装配料表后面密密麻麻的内容都是怎么来的了，也知道每个食品的主料是什么了。

以咖啡为例进一步说明：

第一个产品，食品名称：“XX 咖啡”；配料：“咖啡豆”；

第二个产品，食品名称：“XX 白咖啡”；配料：“白砂糖、植脂末、脱脂奶粉、咖啡粉、焦糖色、可可粉、食用香精”。

由上述两个例子不难看出，第一个是真正的咖啡，第二个则是混合后的产品，添加了白糖（排在第一位，说明其在配料中所占比例最高）、植脂末、奶粉、添加剂（焦糖色）、香精，等等。

此处需强调上述两种产品的安全性都没有问题，也是合乎法规要求的。也许有人会说，后者中加了白砂糖也没啥呀，喝咖啡的时候也会加入糖和奶呀。一点没错，也正因如此，我们在市场上才能看到丰富多彩的食品。但这是一个消费提示，如果喜欢喝混合的咖啡，选后者当然没问题；但如果想喝纯咖啡，不看配料表而盲目地选择，可能会得非所愿。

为使读者进一步理解食品的配料，在本书后面的各章中，作者还会选择几类食品的配料表，给大家进行更加详细的解析。

【商品名称】××女士咖啡
【规格】14条*16克（每盒14条，每条16克）
【入箱数】24盒
【商品条形码】8935024122464
【保质期】24个月
【原产地】越南
【生产商】
【贮存条件】请避免阳光直射及高温处
【配料】白砂糖、奶油、咖啡、植脂末（棕榈油、六偏磷酸钠、单，双甘油脂肪酸酯、双乙酰酒石酸单甘油酯、二氧化硅、葡萄糖浆）、速溶咖啡
【TIPS】进口食品经常更换包装，请亲们不要在包装细节上面纠结。

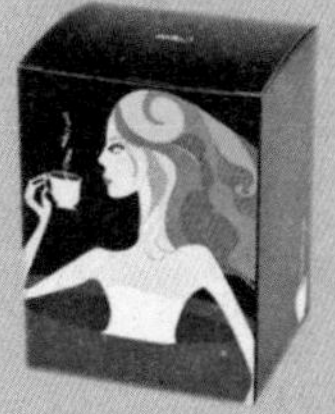

35 营养成分表中每份和每 100g 有什么区别?

看看下面两种食品的营养成分表：第一个是饼干，第二个是薯片。

饼干营养成分表

项目	每 100g	NRV%
能量	2003kJ	24%
蛋白质	8.3g	14%
脂肪	20.1g	34%
碳水化合物	64.4g	21%
钠	551mg	28%

薯片营养成分表（每份 30g）

项目	每份	NRV%
能量	676kJ	8%
蛋白质	1.5g	3%
脂肪	9.9g	17%
碳水化合物	16.6g	6%
钠	190mg	10%

这里想问大家一个简单的问题，上述饼干和薯片中哪个脂肪含量高？也许有的读者会很不屑地说，“这还不知道？！肯定是饼干高嘛，一眼就看出来了！”以前在做现场科普的时候，的确有好多人是这么回答的。

其实仔细看一下就知道了，饼干是用“每 100g”来标的营养素含量，而薯片是以“每份”来标的营养素含量，而这里的“每份”为“30g”。稍稍折算一下就能知道，如果同样按照“每 100g”计，薯片中的脂肪含量应该是 33g，远高于饼干中的脂肪含量。也就是说，同样吃 100g 的饼干或薯片，后者会让您吃进去更多的脂肪。

为什么会出现这样的情况呢？这是因为我国标准中允许食品企业用“每 100g”、“每 100ml”或“每份”的方式来标示营养成分的含量，企业选择哪种方式都是可以的。这就需要我们在看营养标签的时候多一个心眼了。

也许有人会问，既然这会造成消费者的误解或理解错误，我们国家为什么不能只允许用“每 100g”或者“每份”中的一种方式来标示呢？其实我们吃每种食物的量不一样，如主食每天会吃 300g，而盐每天才不足 10g，都用

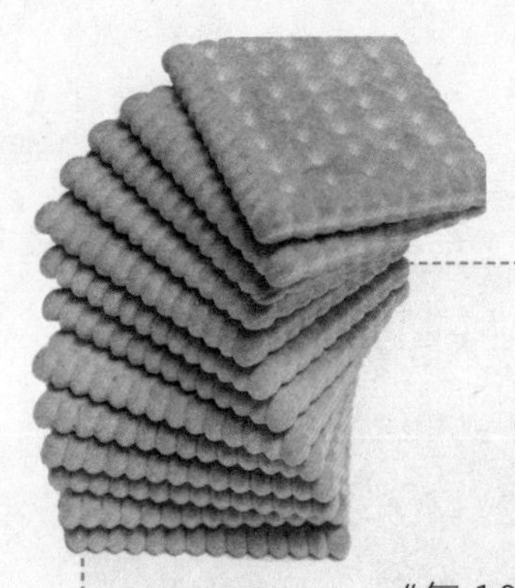

“每100g”来标示也同样会造成误解。用“每份”来标示的确是一个好的方法，但我国食品种类繁多，每种食物的份应该是多少还没有一个统一的规定，如果让企业自己做主，那么可能同样是牛奶，A企业说一份是100g，B企业说是300g，恐怕标签上的数值会比现在还乱。

所以购买食物时需要我们对此稍微注意一下，当一个聪明的消费者。

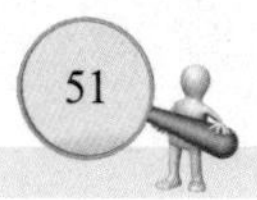

给不同的人群买食品应该关注营养标签上的哪些内容？

当今主妇们都面临着这样的难题：家里孩子需要营养，先生血脂偏高，老人有高血压。去买食物经常犯难，如何满足不同人的需要？下面简单介绍一下给不同人群购买食品时需要关注的重点内容。

给孩子买食品，建议您首先关注蛋白质含量。如日常很多消费者尤其是老年人，以为乳饮料就是奶，说给孩子买奶喝，其实买回来是乳饮料。这样就需要我们多注意一下营养标签中的蛋白质含量，每100g产品中蛋白质含量如果在2.3g以上，那肯定是奶或者是调制乳、发酵乳，如果蛋白质只有1.0g或者更低，那么就不是奶，是一个含乳饮料。当然，过咸的食物不利于孩子的健康，所以还需要注意钠的含量。

给成人买食物，建议关注能量、脂肪和钠这三项内容。比方买肉罐头或者买熟肉制品，重点要关注脂肪和钠，尤其是钠含量是不是

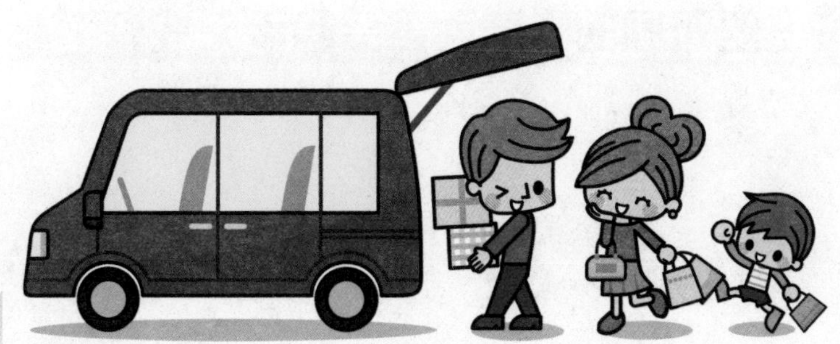

特别高。买饼干，看总的能量或者是脂肪含量则比较重要。买饮料，则需要稍稍看一下能量那一栏，如果要减肥，你最好选标示为“0”的。当然对于减肥的人，首先建议不要喝饮料，尤其是我们说的软饮料或者是含有糖分的饮料。

给家里的老人买食物，建议重点关注蛋白质、钠和钙含量。现在许多老年人过于担心脂肪摄入过高，经常选脂肪低的食物而忽略了对蛋白质含量的关注，建议您选择食物时要同时注意蛋白质；如果产品钙含量高，尤其是奶里的钙吸收率也高，建议经常选购；老年人不宜摄入过高钠，尤其是要少吃酱类等产品。

无论关注哪个营养素，需要看看营养成分表中最后那一列，NRV 的百分比是多少，脑子里很快计算一下这份食物对全天食物的贡献，并结合选择其他食物来满足你的需要。

37 为什么有的营养成分如乳糖、反式脂肪酸等后面的 NRV% 没有数值，或者标示为“-”？

目前我国仅仅对能量和 32 种营养素（包括蛋白质、脂肪、饱和脂肪、胆固醇、碳水化合物、膳食纤维、各种维生素类、各种矿物质类）规定了营养素参考值（NRV），这些 NRV 值是根据我国的居民膳食营养素推荐摄入量、并参考国际的权威数据等资料确定的。

对于一些营养素，我国标准允许标示在营养标签上，但是尚未规定其具体的 NRV 值，包括反式脂肪、单不饱和脂肪、多不饱和脂肪、糖、乳糖等。因此，如果企业自愿在标签中标示这些成分，则其占 NRV 的百分比无法计算，因此那列可空着，也可用“-”表示。

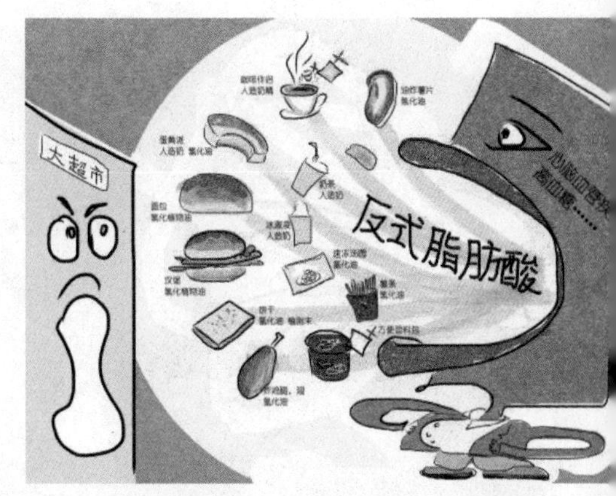

38 没有营养标签的预包装食品可以购买吗？

我国从2013年1月1日开始强制实施营养标签。因此，2013年1月1日以后生产的预包装食品，如果不在豁免的范围内，则必须标示营养标签。

如果您买到没有营养标签的产品，首先判断一下是不是符合预包装食品的定义，另外注意一下是不是属于豁免的那几类，如包装饮用水、包装的生鲜食品等，如果是，那么企业可以不强制标示。当然，现在也有一部分企业，忽略国家的法律法规，该标而没有标。

营养标签的标示与否，跟食品质量的好坏没有直接的关系，只是其营养品质的一个展示，是企业应该向消费者展示的内容和作出的承诺。

39 如何看懂进口食品的营养标签？

乖女，妈妈在网上给你买了好多零食，都是进口的哟~~
真是进口的吗？
产地：东莞

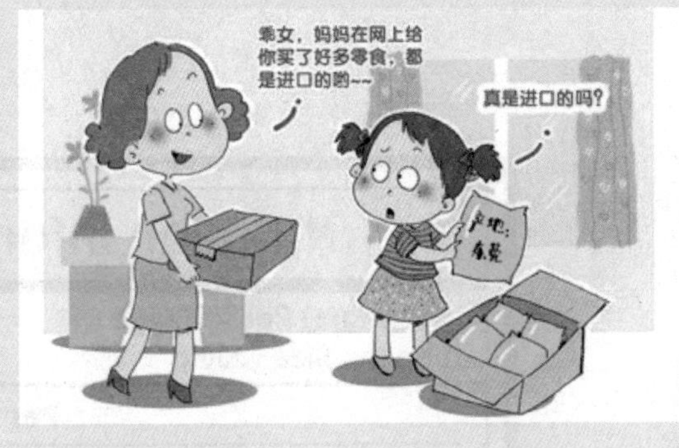

近年来进口食品颇受国内消费者欢迎，许多大型超市都开设有“进口食品专柜”，以满足消费者的不同选择。

其实，按照我们国家的相关规定，进口食品的标签也应该符合我国的标签标准要求，包括食品名称、配料、营养标签的标示，等等。细心的读者可能会注意到，很多进口食品的包装上，大多贴有一个专门的中文标签，其格式跟国内生产的产品基本一致。因此，要看懂进口食品的营养标签是不难的。

懂外文的消费者会发现，有的进口食品的英文原文和加贴的中文标签内容不完全相符，这是怎么回事？这主要跟不同国家的要求不一样有关，比如标签的格式、内容、关于营养素测定或者计算方法的不同等，都会造成不完全一致的情况出现。另外，有些国外允许在标签上介绍的功能，我们国内是不允许的，因此企业也不能在中文标签中翻译出来。

通过上面的介绍我们知道，“看懂”进口食品的标签其实并不难，关键是进口食品并不等于健康食品。无论是进口食品，还是国内生产的食品，还是要多看看营养标签上的那几行数字，真正做到“心中有数”。

Nutrition Information

Serving(s) Per Package : 1
Serving Size : 200 g

	Per 100 g	Per Package
Energy	54 kcal	107 kcal
Protein	0.7 g	1.4 g
Fat, Total	0.0 g	0.0 g
- Saturated fatty acids	0.0 g	0.0 g
- Trans fatty acids	0.0 g	0.0 g
Carbohydrates	11.9 g	23.7 g
- Sugars	10.6 g	21.3 g
Sodium	0 mg	0 mg

40 如何识别标签上关于营养成分的功能声称是忽悠还是科学？

标签也如同战场，企业都想通过标签来吸引消费者眼球。由于 2013 年我国刚刚开始实施营养标签，之前并没有严格的规定，导致了一些企业在标签上做一些“不切实际”的声称，也使很多消费者对标签上的话产生了怀疑：“我是不是又被忽悠了呢？”

目前，我国标准规定只能在标签上使用标准中允许的营养成分功能声称用语，这些用语是基于大量科学依据、阐述营养素最基本功能的语言。如“蛋白质有助于组织的形成和生长”、“膳食纤维有助于维持正常的肠道功能”、“维生素 A 有助于维持暗视力”、“维生素 C 有助于维持皮肤和黏膜健康”、“铁是血红细胞形成的必需元素”，等等。企业不能对此说法随便修改，更不能随便做“防病治病”或类似的声称。所以，如果您

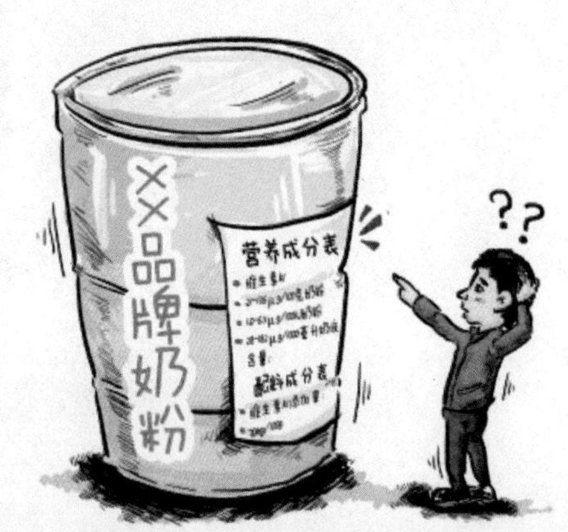

在食品标签上看到类似上述表述的话，是我国允许的，如果看到“某食品可以预防某种疾病”等等，那就是忽悠了。

另外，食品安全国家标准的全文是可以供公众免费下载的，您可以登录国家食品安全风险评估中心的官方网站 www.cfsa.net.cn 下载 GB 28050 标准全文，看看标签上的话是不是在标准附录 D 的名单中，也是一个识别的好办法。

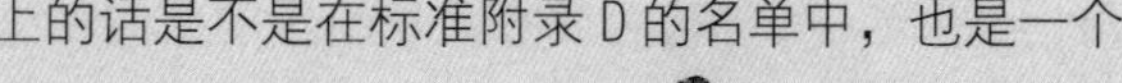

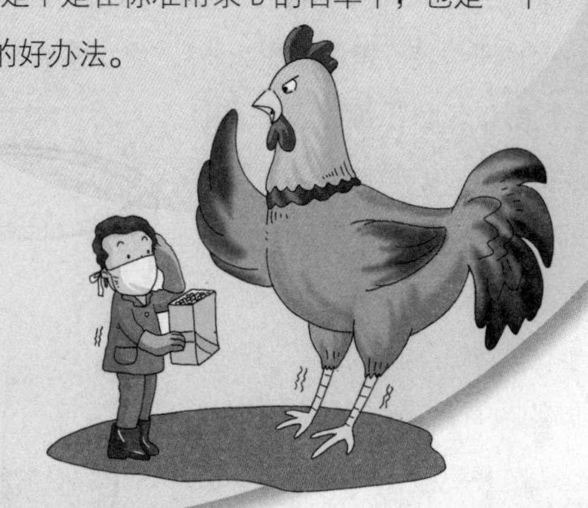

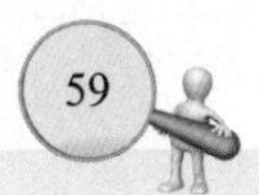

许多包装好的蔬菜、水果、干货制品（如木耳）为什么没有营养标签？

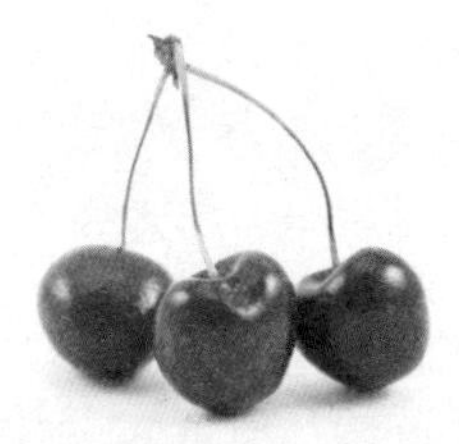

由于现在物流发达，许多新鲜食品也披上了华丽的外包装，长途跋涉到达大家的餐桌上。但是很多人有这样的疑问，为什么允许这些食品不标示营养标签呢？

前文提到，包装的生鲜食品可以豁免标示营养标签，并不是指这类食品不重要，而是因为生鲜食品往往营养素含量变化较大，同时在运输、储存过程中水分损失明显，导致营养素含量波动也较大。因此如果强制标示营养标签，不仅增加了企业成本，而且也会造成数据不准确，对大家的指导作用意义也不大，因此是可以豁免的。当然，如果企业根据自己产品多年的经验，觉得营养素含量相对稳定，自愿在这些食品上标示出来，也是非常鼓励的。

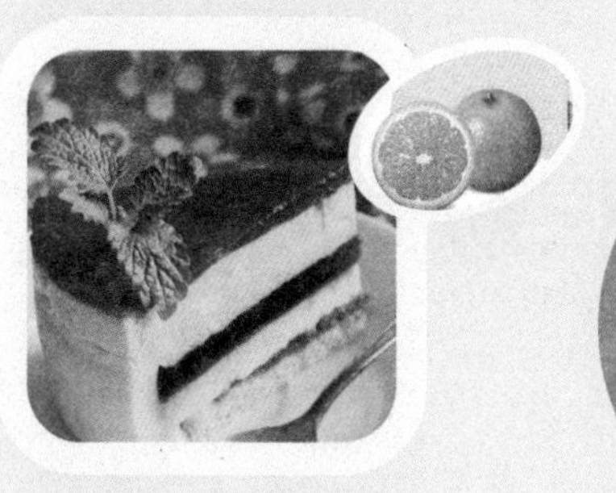
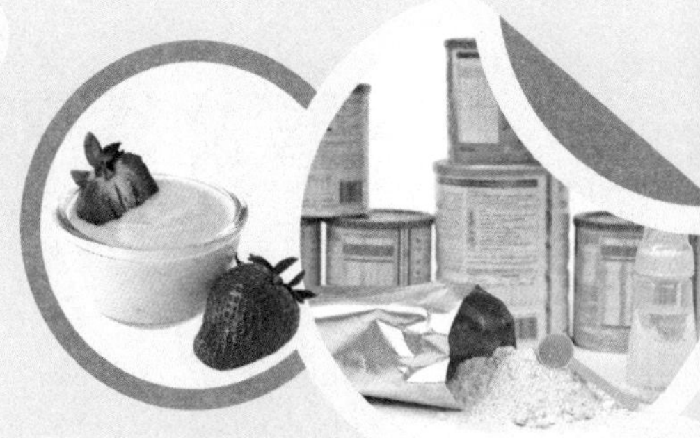
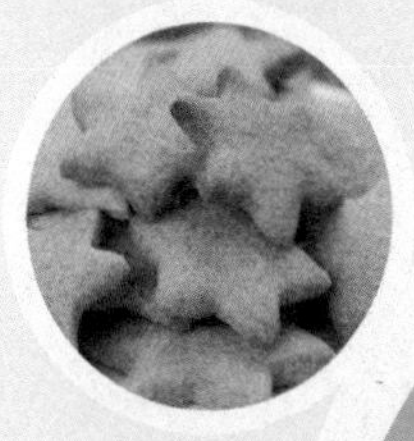

第三章

读懂标签

—实践篇

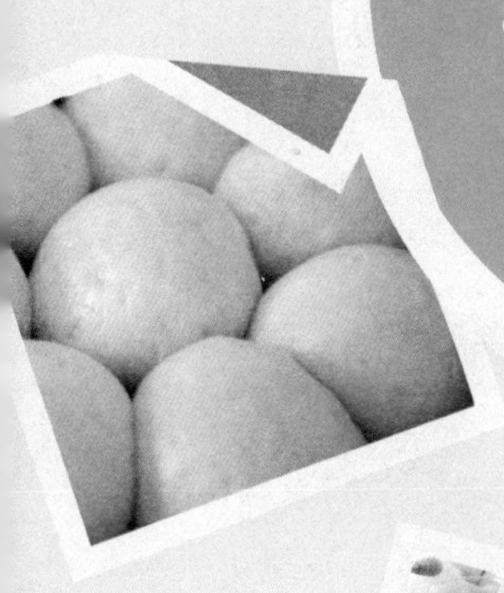
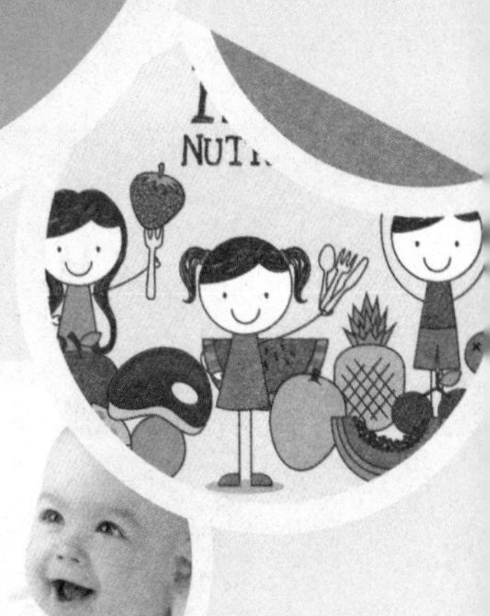

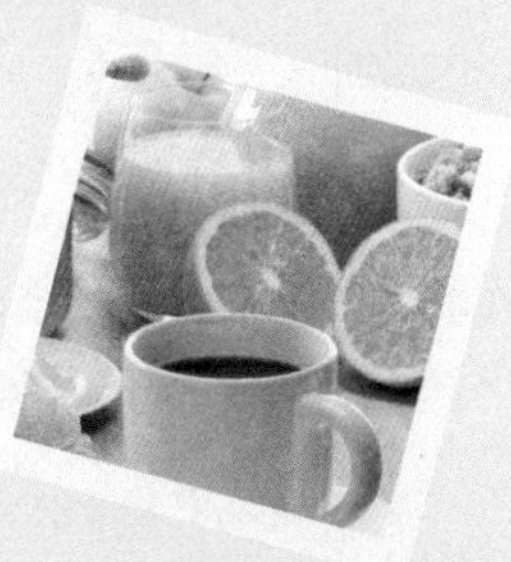

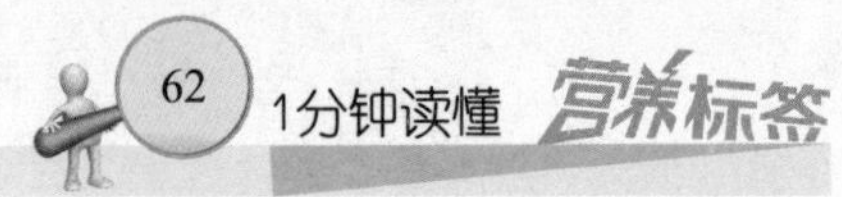

一、解密婴幼儿食品

42 听说婴儿配方奶粉中有50多种添加剂，是真的吗?

有妈妈在看宝宝奶粉的标签时发现，一罐奶粉的配料表中，竟然足足列了50多种物质，尤其是一些名称看起来很“化学”的物质，让人觉得有些疑惑。如柠檬酸钾，L-抗坏血酸，酒石酸氢胆碱，d-α-醋酸生育酚，盐酸吡哆醇，5’-单磷酸胞苷，等等。更有媒体报道说婴儿奶粉中有50多种添加剂。这些到底是什么物质，真的都是添加剂吗?

下面我们选取了一款市场上销售的婴儿配方奶粉，给大家做个解析。

XX牌婴儿配方奶粉的配料表：乳糖，植物油（高油酸葵花籽油，大豆油，椰子油），脱脂奶粉，浓缩乳清蛋白，低聚半乳糖（GOS，乳糖来源），柠檬酸钾，磷酸三钙，氯化钠，碳

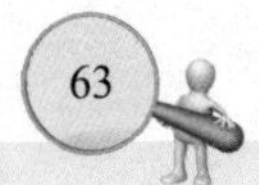

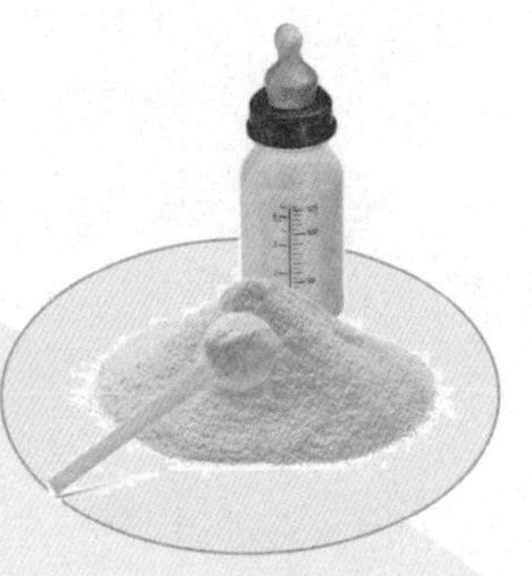

酸钙，氯化镁，氯化钾，硫酸亚铁，硫酸锌，硫酸铜，硫酸锰，碘化钾，亚硒酸钠，L-抗坏血酸，酒石酸氢胆碱，抗坏血酸棕榈酸酯，混合生育酚浓缩物，d-α-醋酸生育酚，烟酰胺，D-泛酸钙，棕榈酸维生素A，核黄素，盐酸硫胺素，盐酸吡哆醇，叶酸，植物甲萘醌，D-生物素，维生素D_3，氰钴胺，花生四烯酸油脂（AA，高山被孢霉来源），二十二碳六烯酸油脂（DHA，寇氏隐甲藻来源），核苷酸（5'-单磷酸胞苷、5'-鸟苷酸二钠、5'-尿苷酸二钠、5'单磷酸腺苷），牛磺酸，肌醇，左旋肉碱，叶黄素（万寿菊来源），β-胡萝卜素。

的确，上述配料的名称和列出的物质可真够长的，足足有近50种，但其中有多少是添加剂呢?

首先，上述配料中乳糖、植物油、脱脂奶粉、浓缩乳清蛋白等都属于食品原料，而且按照第二章所述，配料由其含量从高到低依次标示，因此这些都是婴儿奶粉中的主要原料。而随后

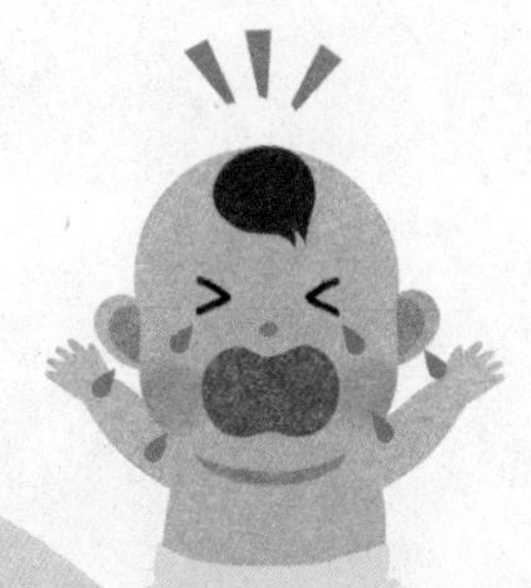

从低聚半乳糖开始，一直到配料表最后一个成分，其实都是营养强化剂。至于为什么要加这么多的营养强化剂，是因为单纯的牛羊乳及乳原料不能满足婴儿正常的、全面的营养需要，尤其是必须加入维生素、矿物质和其他一些营养成分原料来满足婴儿的需要和产品标准的要求。我国《食品安全国家标准 食品营养强化剂使用标准》(GB 14880-2012)特别规定了可用于婴幼儿配方食品的营养强化剂化合物名单，这些都是经过安全评估后列入的。如抗坏血酸棕榈酸酯是维生素C的来源，d-α-醋酸生育酚是维生素E的来源，盐酸硫胺素是维生素B_1的来源，等等。而真正意义上的食品添加剂，这个产品其实一个都没有加。

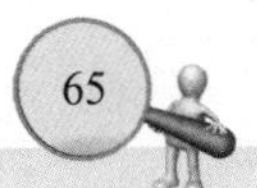

43 宝宝奶粉中会有减肥药成分吗?

前段时间一则消息吸引了大家的眼球，说有个妈妈发现婴儿奶粉的配料中有“左旋肉碱”，左旋肉碱不是“减肥药”的成分吗？怎么会在婴儿奶粉里?

其实左旋肉碱最早是从肉类中提取的一种物质，后来发现其在许多动物食品中都天然存在。人乳中也天然含有一定量的左旋肉碱，大约是0.9 ~ 1.6mg/100kcal，牛乳、羊乳中也同样存在。左旋肉碱主要在脂肪代谢过程中起作用，能够促进脂肪酸进入线粒体氧化分解，这也是把它作为“减肥药”成分的原因之一。

为了促进婴儿的脂肪代谢，许多国家把左旋肉碱作为允许加入婴儿配方食品的物质，有些国家则强制要求加入。我国规定其作为可选择成分可以加入婴儿配方食品，并规定了用量。因此，不必担心是企业加错了，左旋肉碱对宝宝脂肪代谢还是有好处的。

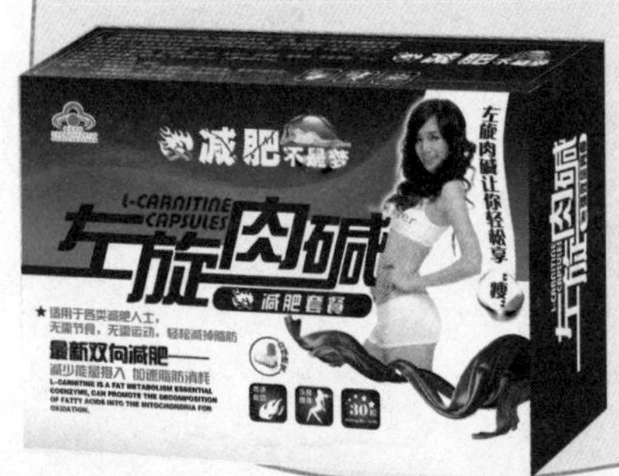

44 婴儿奶粉标签上的营养成分表列出了几十种营养素含量，为什么要列那么多，都是宝宝必需的吗？

母乳是婴儿最好的食品。任何配方粉的制作，都是以母乳为金标准，根据宝宝的生长发育需求来设计的。

我国的婴儿配方食品标准曾被称为“全球最严”标准之一，

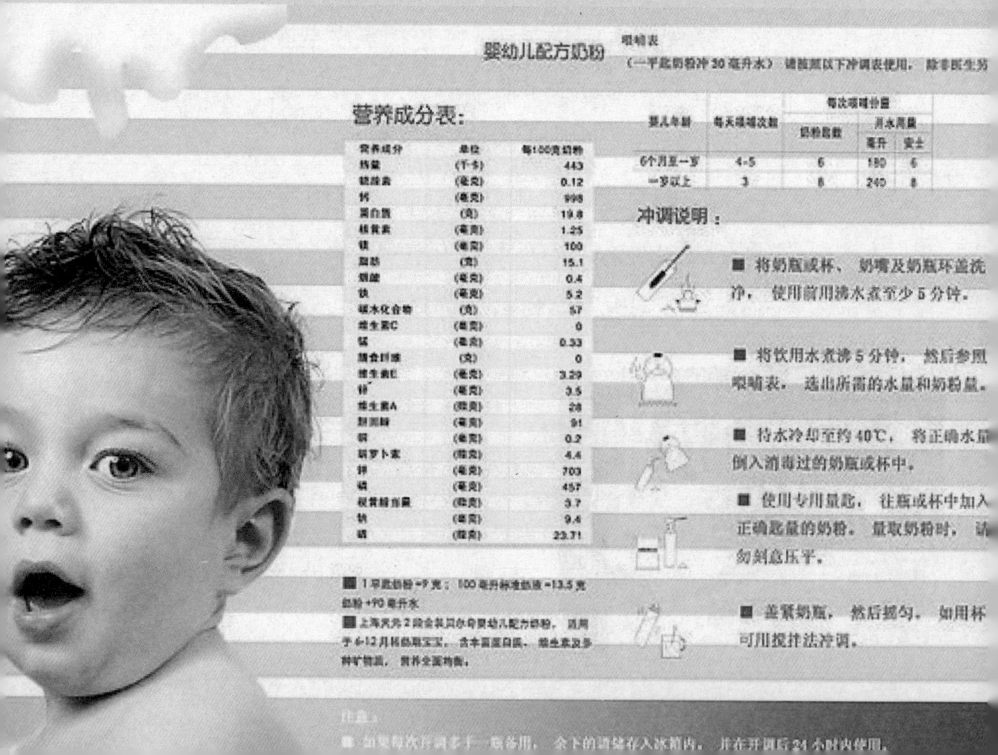

婴幼儿配方奶粉

营养成分表：

营养成分	单位	每100克奶粉
热量	(千卡)	443
硫胺素	(毫克)	0.12
钙	(毫克)	998
蛋白质	(克)	19.8
核黄素	(毫克)	1.25
镁	(毫克)	100
脂肪	(克)	15.1
烟酸	(毫克)	0.4
铁	(毫克)	5.2
碳水化合物	(克)	57
维生素C	(毫克)	0
锰	(毫克)	0.33
膳食纤维	(克)	0
维生素E	(毫克)	3.29
锌	(毫克)	3.5
维生素A	(微克)	28
胆固醇	(毫克)	91
铜	(毫克)	0.2
胡萝卜素	(微克)	4.4
钾	(毫克)	703
磷	(毫克)	457
视黄醇当量	(微克)	3.7
钠	(毫克)	9.4
硒	(微克)	23.71

■ 1平匙奶粉=9克；100毫升标准奶液=13.5克奶粉+90毫升水

■ 上海[illegible]2段金装[illegible]婴幼儿配方奶粉，适用于6-12月龄婴幼宝宝，含丰富蛋白质、维生素及多种矿物质，营养全面均衡。

喂哺表

（一平匙奶粉冲30毫升水）请按照以下冲调表使用，除非医生另

婴儿年龄	每天喂哺次数	每次喂哺份量		
		奶粉匙数	用水用量	
			毫升	安士
6个月至一岁	4-5	6	180	6
一岁以上	3	8	240	8

冲调说明：

■ 将奶瓶或杯、奶嘴及奶瓶环盖洗净，使用前用沸水煮至少5分钟。

■ 将饮用水煮沸5分钟，然后参照喂哺表，选出所需的水量和奶粉量。

■ 待水冷却至约40℃，将正确水量倒入消毒过的奶瓶或杯中。

■ 使用专用量匙，往瓶或杯中加入正确匙量的奶粉。量取奶粉时，请勿刻意压平。

■ 盖紧奶瓶，然后摇匀。如用杯可用搅拌法冲调。

注意：

■ 如果每次冲调多于一瓶备用，余下的请储存入冰箱内，并在开调后24小时内使用。

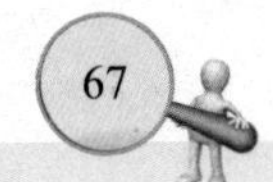

其原因就是对营养素的要求非常全面。我国标准中严格规定了婴儿奶粉中所有必需营养素的含量，从能量、蛋白质、脂肪、碳水化合物到各种维生素和矿物质等，同时要求这些成分的含量必须在食品标签上明确标示出来，满足消费者的知情权。因此，才会出现标签上列出几十种营养素含量的情况。

当然，这些营养素全部是婴儿生长发育需要的成分，它们的含量不能过少，过少满足不了宝宝的需要；也不能过多，过多会对宝宝的代谢造成负担。因此，将所有营养素及其含量在标签上都标示出来，既能让妈妈们有所了解，也有利于食品的监管。

45 某品牌婴儿奶粉的营养成分表中标注钙含量为每100g奶粉中260～760mg，这是什么意思，该相信260还是760？

这是因为我国旧的标签标准规定，营养成分含量可以用平均值（数值）、范围值、最大最小值来标示，上述260～760mg就属于范围值标示的方式，是我国曾经允许的标示方式之一。一般企业会按照我国标准要求的含量值范围标示，这样一般不会有标示值不合格的风险。不过这也带来一些问题，正如上述所言，应该相信260还是760呢？

目前我们国家已经对婴儿奶粉的标签标准进行了修订，规定企业只能标示数值，以往的范围值和最大最小值都将被不允许，该规定将从2015年7月开始实施。因此，以后您买到的宝宝奶粉就不会再有上述情况发生了。

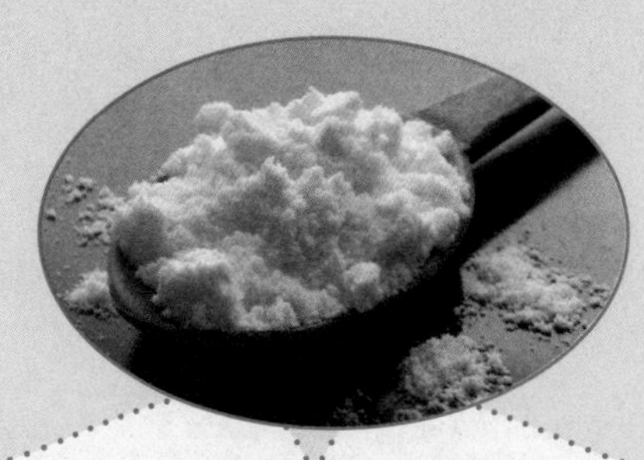

46 作为一位妈妈，如何通过标签上的营养成分表判断宝宝吃的奶粉营养素够不够？

妈妈们面对复杂的标签，如果没有专业知识或专业人员指导，要计算宝宝的摄入量可是够辛苦的。

如前所述，我国婴儿配方食品标准中对各个营养素都有严格的含量要求，其中最低量应该基本满足孩子需要，最高量不能对孩子造成代谢负担。不管企业的配方如何改变，营养素的含量都必须在标准规定的范围内。因此除非您买到的是类似于“空壳奶粉”那样的假奶粉，否则只要是正规渠道购买的大品牌奶粉，这方面您还是可以放心的。

判断营养素摄入是否足够，最重要的是看宝宝各项发育指标是不是在正常范围之内。由于每个宝宝的生长发育不可能完全一致，因此，咨询妇幼机构的专业人员是最好的方式。

47 超市的促销员说某品牌的婴儿奶粉蛋白质含量比另外一款高，标签上营养成分表也的确如此，这能证明前者的营养价值更高吗？

有些人可能认为食品中蛋白质含量应该越高越好，对于某些食物可能是这样的，但对于宝宝奶粉则不然。

我国标准中对婴儿配方食品中蛋白质含量的要求是 0.45 ~ 0.7g/100kJ。只要在这个含量范围之内，就既能满足宝宝需要，又不会因太高造成肾脏代谢负担。因此，婴儿奶粉的蛋白质含量在这个范围之内都是合格的，没有高下或者好坏之分。含量稍高一些或者稍低一些，只是生产企业设计理念的不同而已。

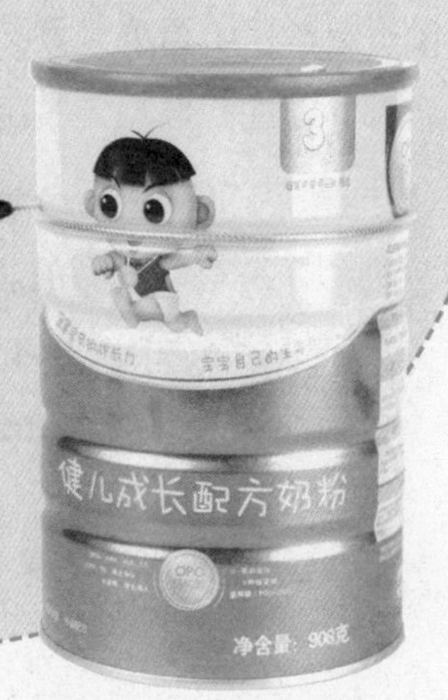

48 宝宝奶粉的营养成分表中有一列标示为每100kJ中营养素的含量，这是什么意思？

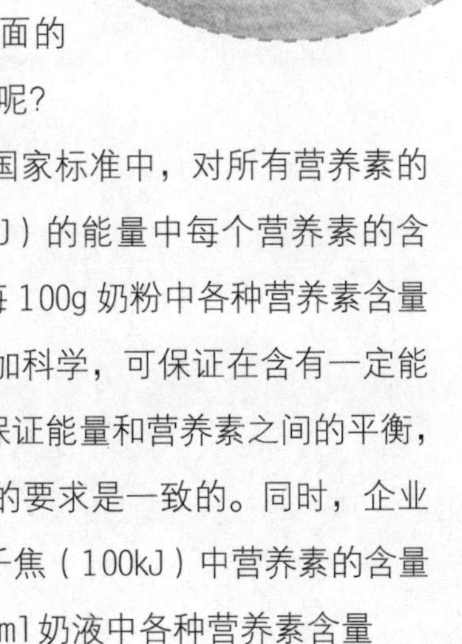

如果您注意看，会发现许多品牌的婴幼儿奶粉上，营养成分的标示有三列数据，每100g奶粉、每100ml奶液、每100千焦（100kJ），前面两种标示方式还可以理解，后面的每100千焦（100kJ）表示什么意思呢？

我国现行的婴幼儿配方食品的国家标准中，对所有营养素的要求都是以产品每100千焦（100kJ）的能量中每个营养素的含量值来计的，而不是大家想象的以每100g奶粉中各种营养素含量多少来规定。这是因为这种方法更加科学，可保证在含有一定能量值的产品中各种营养素的含量、保证能量和营养素之间的平衡，这与国际食品法典和绝大多数国家的要求是一致的。同时，企业也必须在标签上同时标示出每100千焦（100kJ）中营养素的含量值。所以标示每100g奶粉、每100ml奶液中各种营养素含量是为了消费者能看懂，标示每100千焦（100kJ）中营养素的含量则是为了判断企业产品是否合格。

当然，这种标示方法的要求也增加了企业的操作难度和检测难度，需要先测出100克奶粉中各种供能营养素（蛋白质、脂肪、碳水化合物等）的含量值，然后通过上述含量值计算产品能量值，再根据各种营养素含量折算成每100千焦（100kJ）能量中各个营养素的含量，并且这必须符合标准中对各个营养素含量的要求。所以，您给宝宝买的一罐合格的产品，从生产到包装上的标示，都是非常精准的。

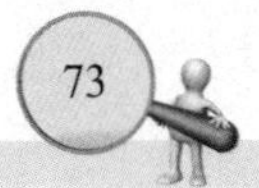

49 某品牌婴儿奶粉标签上标注“碘含量>28μg/100g”，这怎么连上限也没有啊？碘含量太高会不会导致婴儿中毒？

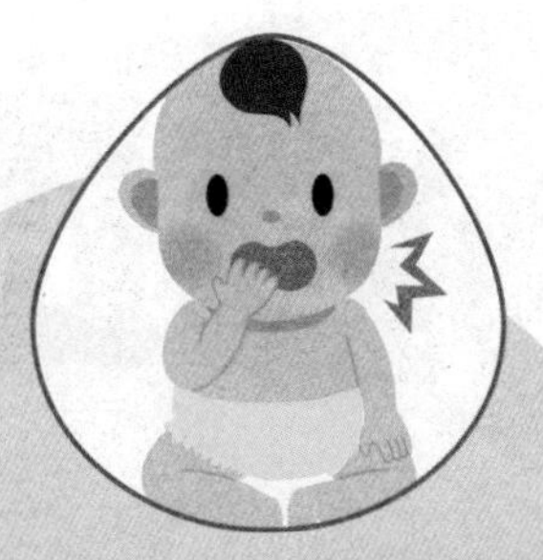

这个问题跟前述第45个问题很类似，也是由于我们国家以前标签要求不够严格导致的。不过虽然标签的标示值没有上限，但我们国家的产品标准中是有上限的。如果企业的产品中碘含量超过产品标准上限，那就是一个不合格的产品了。因此，当标签上标示大于某一个数值时，并不意味着它的含量就会无限量地高或者企业可以无限量地添加，因此不用担心宝宝会有中毒的危险。

50 加了DHA、AA的奶粉，就真的品质高吗？为什么有的婴儿奶粉中没有添加？

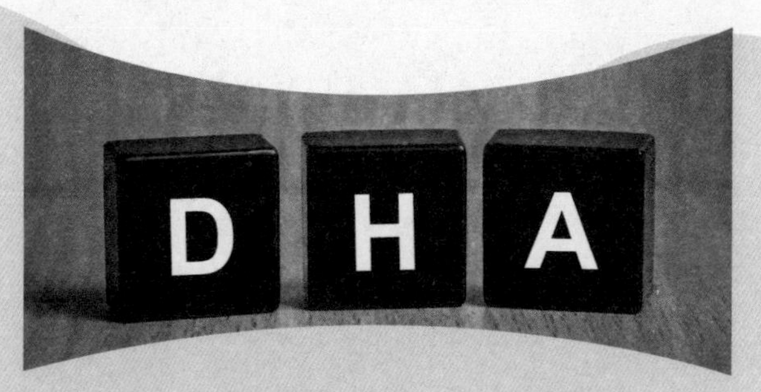

DHA的学名叫“二十二碳六烯酸”，AA的学名叫“二十碳四烯酸”，两者都是长链多不饱和脂肪酸。

在我国及绝大多数国家，将这类物质称为“可选择性成分”，意思是可以选择性地在婴幼儿奶粉中添加。其他类似的可选择性成分还有胆碱、肌醇、牛磺酸、左旋肉碱、低聚糖类、叶黄素、核苷酸、乳铁蛋白，等等。之所以将这类物质称为可选择性成分，是因为跟传统的营养素如蛋白质、脂肪、各种维生素和矿物质等相比，它们并不是人体所必需的。奶粉中加入这些成分可能会给宝宝带来一定的益处，不加也不会造成婴儿营养素的缺乏。因此，您可以根据经济情况选择加了这些物质的奶粉或者不加的奶粉。

51 奶粉罐上说的“有助于眼脑发育”“增加抵抗力”等，都有科学依据吗?

这些属于对某些营养素的功能进行一定的阐述。以前我国标准对于在婴幼儿奶粉的包装上做功能性描述并没有严格限制，因此很多企业将“增加抵抗力”、“促进大脑发育”等作为卖点。

我们要知道，其实只要宝宝营养摄入的全面和充足，就可以保证身体发育，同时也有助于增强抵抗力、促进大脑的发育，并不一定是某一种或某几种营养素会有特别的功能。婴儿配方食品中的营养素要求全面而平衡，正常摄入就可以支持宝宝全方位的生长发育。

目前我国修订了婴幼儿食品的标签标准，对婴幼儿奶粉上所做的含量声称和功能声称有了更加严格的要求，企业不能随意去进行声称。因此，将来的宝宝奶粉标签，可能会比现在“简单”得多。

52 奶粉上说的1段、2段、3段是怎么回事?

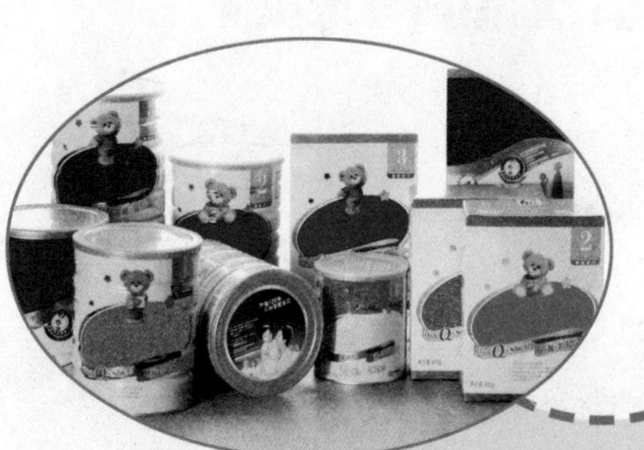

这是根据宝宝的年龄段划分的相应产品的类别，从而使产品设计更有针对性。一般1段奶粉主要针对0～6个月的宝宝，2段主要针对7～12个月的宝宝，3段则适合1～3岁的幼儿了。我国针对2段和3段的奶粉，所使用的标准是同一个，即《食品安全国家标准 较大婴儿和幼儿配方食品》(GB 10767-2010)。因此，有的企业生产的2、3段的奶粉中营养素含量可能会很接近，仅部分营养素含量有差别。当然，还需注意的是6个月以上的婴幼儿必须添加辅食了，在保证营养的同时，让宝宝逐渐向半固态或者固态食物阶段过渡。

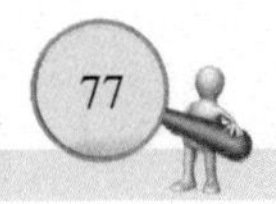

53 必须要按照标签的指导说明给宝宝冲奶粉吗，宝宝不够喝或者喝不完怎么办？

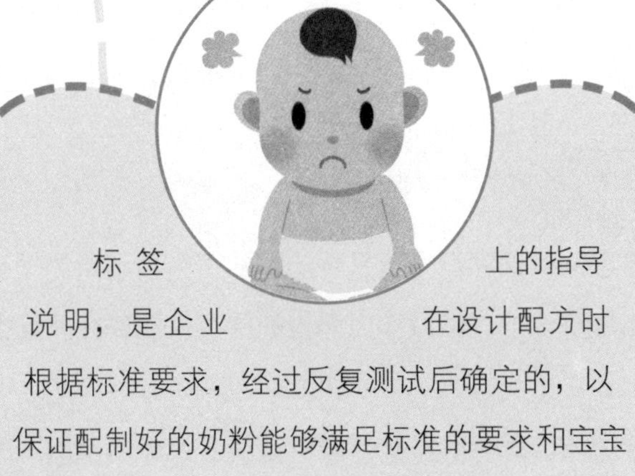

标签上的指导说明，是企业在设计配方时根据标准要求，经过反复测试后确定的，以保证配制好的奶粉能够满足标准的要求和宝宝的需求。

有的妈妈生怕宝宝吃不饱，或者睡前为了让宝宝半夜晚点儿醒，经常会将奶粉冲的比较“浓”，标签上说“3 勺奶粉加 90 毫升水”，家长就加 3 勺半或者更多，其实这样的做法不太好，长时间会导致宝宝水分摄入不足；当然，配得过稀也是不可取的。

一般标签上还会有建议摄入量，如 2 ~ 3 个月，建议每次 5 勺奶粉加入 150 毫升水，一天 6 次，有的家长反映宝宝根本喝不了，有的则反映不够喝。这是因为宝宝个体差异很大，这方面倒是无需严格按照标签上来喂。如果宝宝不够喝，下次可以适当按比例多冲一些；如果喝不完，则适当少冲一些。

54 看到一款标签上写的是“乳蛋白部分水解婴儿配方粉”，促销员说本食品可以防止宝宝拉稀，帮助消化，这是真的吗？

顾名思义，这种配方粉是将奶里的蛋白质利用物理手段先适当水解一下，然后作为奶粉的原料来制作婴儿配方食品。

这种产品主要是针对那些对蛋白质有过敏倾向的宝宝设计的，预先的水解可以防止宝宝接触到大分子蛋白质过敏原，从而避免发生过敏。有些宝宝有肠道不适或者腹泻的情况时，选择这类产品也可能会有一定的好处。

健康的宝宝或者没有蛋白质过敏风险的宝宝，是否需要吃这种蛋白预先水解的产品，学术上尚有争论。因此，建议您选择这类产品时，先根据宝宝状况，再咨询儿科的专家来决定。

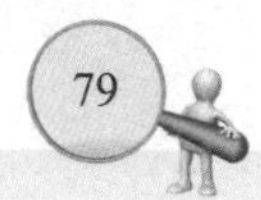

55 营养米粉真的有营养吗？

宝宝所吃的米粉，实际上就是《食品安全国家标准 婴幼儿谷类辅助食品》(GB 10769-2010)所规定的产品类别。这类产品是宝宝从单纯母乳喂养过渡到增加辅食喂养时的一个重要类别。

别看这点儿米粉，可不是单纯的米磨碎了做的，我们国家对婴幼儿米粉中营养素也有严格的要求。根据我国断奶期宝宝常见的营养素不足或者容易缺乏的情况，这类产品规定了能量、蛋白质、脂肪、维生素A、维生素D、维生素B_1、钙、铁、锌等营养素的含量范围值。要想叫婴幼儿米粉，这些营养素必须满足标准中的含量要求。另外，其他维生素和矿物质则可以根据标准要求选择添加。

因此，营养米粉还是挺有“营养”的。

二、教您挑选乳制品

纯牛奶 PK 调制乳，孰优孰劣？

纯牛奶是以生牛（羊）乳为唯一原料采用适当的杀菌或灭菌等工艺制成的液体产品，营养成分主要为天然牛（羊）奶中所含的营养物质，含乳量为 100%。而调制乳则允许根据人群特点在口味及部分营养素含量上进行适当调整，但要求含乳量不低于80%，如专门针对乳糖不耐受人群的低乳糖牛奶，添加了水果、咖啡等风味的牛奶，以及强化了某些营养素的牛奶，等等。

调制乳因为添加了一些其他成分来改善口感或强化营养，所以牛奶含量相对就会降低，喝起来“奶味”也没有那么浓。但两者的营养和功能各有特色，无法简单判断孰优孰劣。调制乳通常是为满足不同人群的多样化需求，给产品赋予了不同的营养特征或者不同的风味特征。大家可以通过产品标签上提供的信息，根据自己的需求选择不同的产品。

57 如何通过标签，辨别买的是调制乳还是乳饮料？

市场上与牛奶相关的饮品形形色色，如巧克力牛奶、核桃花生牛奶、巧克力味牛奶等等，让人眼花缭乱。这其中到底哪些是调制乳，哪些是乳饮料呢?

有人调侃说调制乳是在乳中加水，而乳饮料是在水中加乳。尽管这种说法不够严谨，但确实指出了调制乳和乳饮料的最大差别，就是乳含量的不同，具体则是体现在蛋白质含量上。《食品安全国家标准 调制乳》(GB 25191—2010)中要求调制乳蛋白质含量≥ 2.3g/100g,《含乳饮料卫生标准》(GB 11673—2003)中对含乳饮料蛋白质含量要求≥ 1.0g/100g。

在选择产品时，检测蛋白质含量肯定是不现实的，那如何从产品标签上辨别这两类产品呢？可以采用以下几种方法:

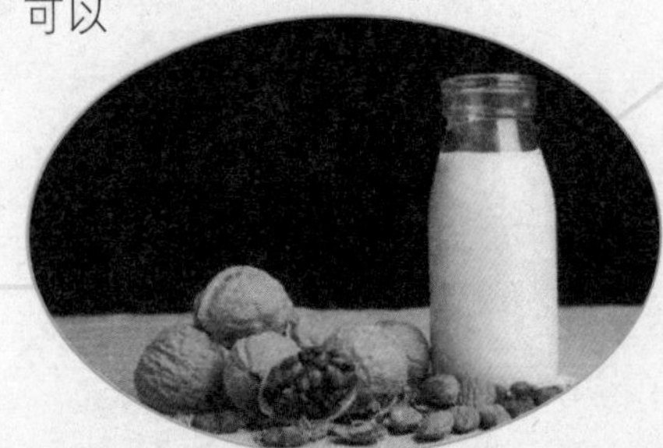

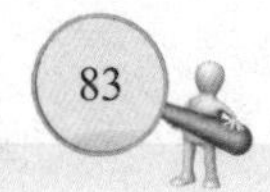

方法一：看标签上标注的产品类型。我国标准规定，生产商必须在食品标签的醒目位置，清晰地标示出反映食品真实属性的专用名称。因此，无论该产品名称多么复杂，都必须在标签上注明自己的真实属性，到底是调制乳，还是含乳饮料，虽然有时候企业标注得比较小，或者在不明显的地方，但是仔细看，还是能发现的；

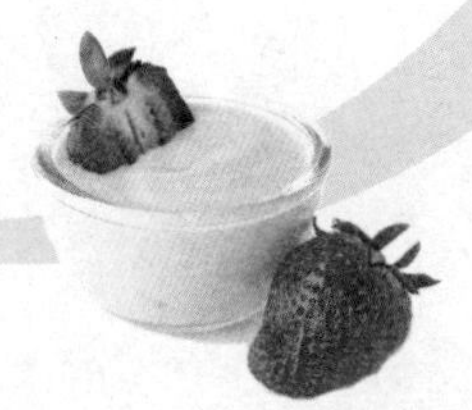

方法二：看标签上产品的配料表。现在我们知道配料表中的原料是从高到低排列的，那么一般乳含量较低的含乳饮料，“水”一般会排在第一位；而国家标准要求调制乳的含乳量不可低于80%，因此其配料表上“乳”一般会排在第一位；

方法三：看产品标签上的营养成分表。前面也已经说到这两类产品最大的差别就是蛋白质含量，因此，我们可以通过营养成分表中标注的蛋白质含量的不同来区分。

含乳饮料的本质是饮料，是满足不同口味喜好需求的产品，通过乳饮料无法满足对乳制品营养的需求。如果把乳饮料当奶喝，那摄取的营养可就存在一定差异了。家长在给孩子选购食品的时候，应该注意区分是调制乳还是含乳饮料。

58 孕妇奶粉的配料表怎么那么长?

与非孕期的女性相比，孕妇处于一个特殊的生理时期，孕期营养状况的优劣对胎儿发育将产生至关重要的影响。此时，孕妇对能量和各种营养素的需要量相比普通女性都有所增加，尤其是蛋白质、必需脂肪酸以及钙、铁、维生素A和叶酸等多种微量营养素。因此，孕妇奶粉针对孕妇特殊的营养需求，按照我国相应的规定在产品中添加了营养强化剂，用以补充孕妇所需的营养成分。

下面为一款孕妇奶粉的配料表，别看这林林总总有二三十种配料，其实里面有一大半都是营养强化剂呢！例如低聚半乳糖、低聚果糖属于膳

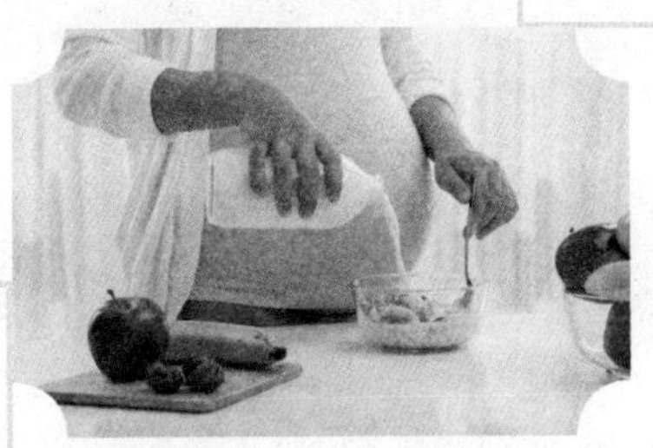

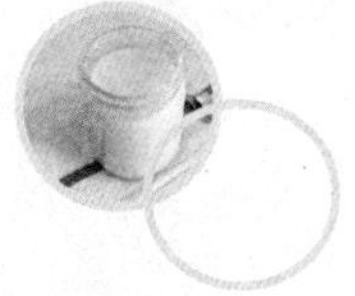

食纤维类；二十二碳六烯酸是必需脂肪酸的一种，也就是大家熟知的DHA；另外为了便于理解，这

个配料表将维生素和矿物质单独列了出来。维生素列表中的胆钙化醇是维生素 D 的来源，L- 抗坏血酸是维生素 C 的来源等，矿物质则分别添加了铁和锌。这些都是我们国家根据孕妇的营养需求，在标准中规定的允许在孕妇奶粉中添加的营养强化剂。

配料表：生牛乳、脱脂奶粉、脱盐乳清粉、全脂奶粉、乳清蛋白粉、植物油、葡萄糖粉、无水奶油、低聚半乳糖（GOS）、低聚果糖（FOS）、二十二碳六烯酸（DHA）、活性双歧益生菌（双歧杆菌添加量 1×10^{6}cfu/g）；食品添加剂：大豆磷脂。

维生素：维生素 A（醋酸视黄酯）、胆钙化醇、维生素 E（dl-α-醋酸生育酚）、L- 抗坏血酸、硝酸硫胺素、核黄素、盐酸吡哆醇、D- 泛酸钙、叶酸、烟酰胺。

矿物质：硫酸亚铁、硫酸锌。

59 孕妇奶粉营养成分表中叶酸 NRV 是 225%，这是超过正常需要量了吗？

叶酸是一种人体必需的水溶性维生素，有助于人体内红细胞的形成，而对于孕妇，更是必不可少。因为叶酸有助于胎儿的正常发育，尤其对胎儿大脑和神经系统的发育有着至关重要的意义。因此孕妇奶粉大多会添加叶酸。有的配方中叶酸含量较高，达到了 NRV 的 225%，这时就有人会问是不是量太高了，会不会反而造成不好的影响？

您可能已经知道，NRV 是依据我国成年人膳食营养素推荐摄入量和适宜摄入量制定的，适用于 4 岁及以上人群，并不区分年龄、性别以及生理状态。孕妇本身对叶酸的需求量比一般成人高，因此不能单纯根据某个营养素的 NRV% 的高低来判断会不会导致孕妇超量；其次，这个 NRV% 是以 100g 奶粉计的，一般孕妇奶粉推荐每天吃 40g 左右，因此摄入的叶酸对孕妇来讲一般不会超量，大家大可以放心。

60 血糖高的人，选择奶制品时应该重点看标签上的哪几项内容？

正常情况下，人体能够通过激素调节和神经调节这两大调节系统确保血糖的来源与去路保持平衡，使血糖维持在一定水平。但是在遗传因素（如糖尿病家族史）与环境因素（如不合理的膳食、肥胖等）的共同作用下，两大调节功能发生紊乱，就会出现血糖水平的异常升高。

高血糖人群应尽量避免摄入糖含量高的食品，并且对于过度肥胖导致血糖升高的人群也应控制脂肪和热量的摄入，少吃油腻、含糖分的食物。一般纯牛奶中含有乳糖，含量在5%左右，但有些调制乳以及酸奶等产品中会额外添加糖来改善口感，因此高血糖人群在选择牛奶时应重点看标签上营养成分表中碳水化合物和脂肪的含量，同时要关注配料表，避免选择额外添加了糖、炼乳等配料的牛奶。

标签上说“高钙”奶，真的就是高钙吗？只有“高钙”奶才能补钙吗？

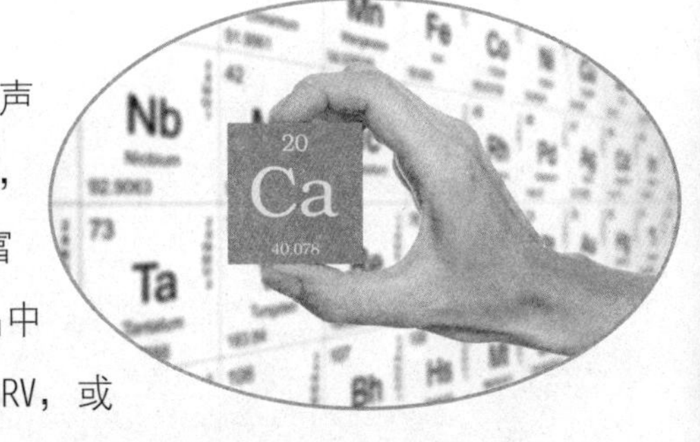

“高钙”属于一种含量声称。根据我国标准的规定，如果对某种矿物质声称“富含”或“高”，每100g食品中该矿物质的含量应≥30%NRV，或每100ml食品中该矿物质的含量≥15%NRV，或每420kJ食品中该矿物质的含量≥10%NRV。钙的营养素参考值（NRV）为800mg，因此，对于液态奶，满足每100ml牛奶中钙含量≥120 mg才可以声称为高钙奶。

有人认为只有高钙奶才能起到补充钙的效果。但其实牛奶本身就是一种天然钙含量比较高的食物，每100 ml普通牛奶中的钙含量大约在90～120 mg之间，并且其中的蛋白质和钙之间有着微妙的平衡。因此，市场上虽然有“高钙”奶，其钙含量会比其他牛奶高一点，但并不意味着喝普通牛奶不能补钙。纯牛奶、高钙奶，都是补钙的好帮手。

62 标签上说的低脂、脱脂乳是什么意思?

普通牛奶的脂肪含量约为3% ~ 4%，而通过脱脂工艺降低牛奶中脂肪含量得到的产品便是低脂、脱脂乳。根据我国标准规定，脂肪含量不高于3g/100g（或1.5g/100ml）的产品可以声称低脂，目前市面上低脂乳的脂肪含量一般是在0.5% ~ 1%；当产品脂肪含量≤0.5%时可以声称为脱脂乳，并且由于脂肪含量太低，在标签上脂肪项应该标示为“0”。也就是说，如果每天饮用一袋250g的全脂牛奶，摄入的脂肪约为7.5g；换为脱脂乳，摄入的脂肪会降到不足1.25g。

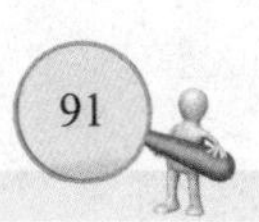

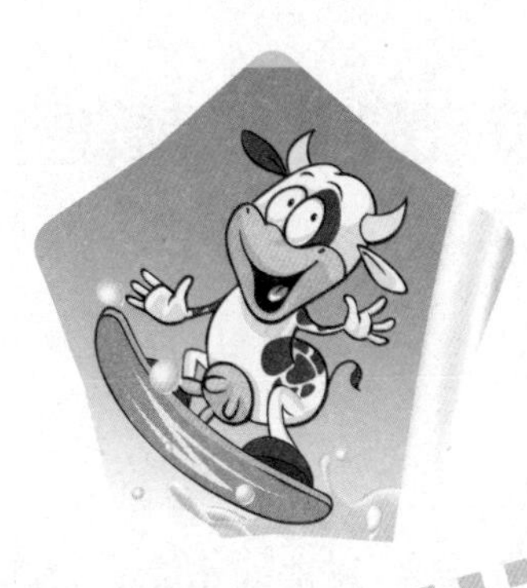

现在很多人担心喝了牛奶会长胖，因此总是选择低脂乳或脱脂乳。但实际上，一袋牛奶的脂肪在人一天当中脂肪摄入量所占比例仅为12.5%（NRV%），并不算高。同时脱脂工艺难免会导致牛奶中一些脂溶性的营养物质及香气有所损失。健康人群没有必要为了控制脂肪摄入而选择“低脂”乳或“脱脂”乳。无论“低脂”乳还是“脱脂”乳，主要是针对需要控制脂肪和胆固醇摄入的人群，例如肥胖人群、高血脂、心血管疾病和脂性腹泻患者等要求低脂膳食的人群。

63 有的人乳糖不耐受，怎样通过看标签选择合适的奶？

乳糖是一种双糖，也是碳水化合物的一种，来自于哺乳动物的乳汁，因此而得名。它在人体内不能被直接吸收，需要在乳糖酶的作用下分解后才能被吸收，缺少乳糖酶的人群在摄入乳糖后，没有被消化分解的乳糖直接进入大肠，刺激大肠蠕动加快，就会产生腹鸣、腹泻等症状，这就是我们平常所说的乳糖不耐受。

牛奶中的乳糖含量约为4.5%，乳糖不耐受的人群在食用奶制品时就经常会出现一些不适的症状，因此在选择奶制品时就要格外注意了。首先可以选择低乳糖或者无乳糖的乳品，以减轻乳糖不耐受的症状。我国标准对这类产品中乳糖含量有一定限制，例如低乳糖食品是指100g或者100ml的乳品中乳糖的含量≤2g，而无乳糖的限量则要更低一些，为≤0.5g；其次还可以选择酸奶来代替，因为酸奶中的乳糖在发酵过程中有部分已经被降解为乳酸，有利于消化和吸收。另外，乳糖不耐受者不宜空腹饮奶，在进食其他食物的同时饮用牛奶，也可以减轻乳糖不耐受的症状。

 营养学家说牛奶含钙高，为什么有的奶标签上找不到钙的含量？

“牛奶营养丰富，钙含量高”，“喝牛奶能补钙”，这是营养学家常常在科普讲座中提到的。那么不少人就会问牛奶中的钙含量到底有多少呢？而当您在标签上营养成分表中寻找，却发现许多牛奶制品的营养成分表中并没有钙的影子，这又是为什么呢？

其实，牛奶中的钙含量确实不少，100ml 牛奶中含钙量在 90 ~ 120 mg，并且奶类不仅含钙量高，且钙和磷的比例比较合适，还有维生素 D、乳糖、氨基酸等促进钙吸收的因子，使钙的吸收利用率高，因此牛奶是膳食中优质钙的主要来源。至于营养标签中找不到钙的含量，并不代表其中不含钙，而是因为在我国的标准条文中，只有能量以及蛋白质、脂肪、碳水化合物和钠这五项才是营养成分表中必有的元素，钙的含量并不是强制要求标示的，而是属于生产企业自愿的行为。

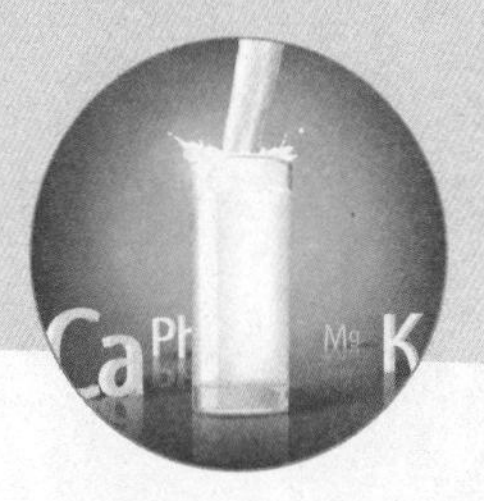

65 在酸奶的配料表上有羟丙基二淀粉磷酸酯、琼脂等物质，为什么要加这些，有什么作用吗？

这两个物质都是添加剂，其中羟丙基二淀粉磷酸酯是一种变性淀粉，琼脂是一种高分子多糖，它们都是我国《食品安全国家标准 食品添加剂使用标准》(GB 2760）允许使用的增稠剂，可以用于风味发酵乳。

作为增稠剂，它们能赋予酸奶必要的体积、很好的质地和口感以及必要的黏度和稠度，同时还可以降低酸奶中糖的使用量。

其实，某种物质想要进入GB 2760，还是挺不容易的。必须同时具备以下两个条件：一是经过安全性评价不会给消费者的健康造成危害；二是在食品加工过程中有必要性。因此，如果不符合上述两个条件，政府是不会批准的，企业也是不能随便使用的。

66 看到一款产品叫“减糖发酵乳”，这是什么意思，是指可以降低血糖吗？

听到这个名字，您是不是有所疑惑，什么叫做“减糖”呢，它与“低糖”又有什么区别呢，难道是指可以降低血糖？其实“减糖”是一种比较声称，而“低糖”属于含量声称，两者都是我国允许的营养声称，用以描述食品的营养特性，但又有所区别。含量声称是直接描述食品中能量或营养成分含量的水平，例如“低糖”，就是指100g或100ml食品中糖含量≤5g。而比较声称“减糖”则是与参考食品相比，糖含量减少了25%以上。这里的参考食品是指常规配方的产品。

下面列出了减糖发酵乳和普通发酵乳的营养成分表。两者相比较就可以看出，第一款产品中糖的含量为7.4g，第二款则为10.1g（因为酸奶中的碳水化合物主要为乳糖和添加的蔗糖，因此此处的碳水化合物等同于糖）。每100g糖含量从10.1g降到7.4g，减少了25%以上，因此可以声称“减糖”。不过，“减糖”是指其糖含量有所减少，与降低血糖可没有任何关系。

有人可能会进一步追问，为什么不做成低糖或无糖的产品呢？因为这里的糖不只是白砂糖，还包含了产品所含碳水化合物中的所有单、双糖，主要为乳糖。牛乳中的乳糖含量占了很大比例，为保持产品的营养和口感，减糖发酵乳只减少了外源糖类物质的添加量，从而达到总糖含量减少 25% 以上，但还是达不到我国“无糖”的要求。

营养成分表（减糖发酵乳）

项目	每 100 g	NRV%
能量	306 kJ	4%
蛋白质	3.0 g	5%
脂肪	3.5 g	6%
碳水化合物	7.4 g	2%
——糖	7.4 g	
钠	50 mg	3%

营养成分表（普通发酵乳）

项目	每 100 g	NRV%
能量	352 kJ	4%
蛋白质	3.0 g	5%
脂肪	3.5 g	6%
碳水化合物	10.1 g	3%
钠	50 mg	3%

67 学生奶粉、中老年奶粉有什么不同?

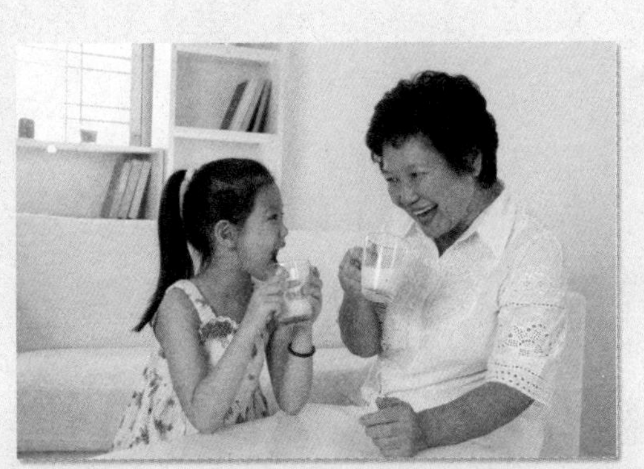

现在食品行业越来越发达，配方设计也越来越完善，同一种产品，可以针对不同人群的生理特点和营养需求，调整其营养素的含量，研发出更有针对性的产品。例如同样是奶粉，有的是学生奶粉，有的是中老年人

奶粉，那么到底有何不同呢？

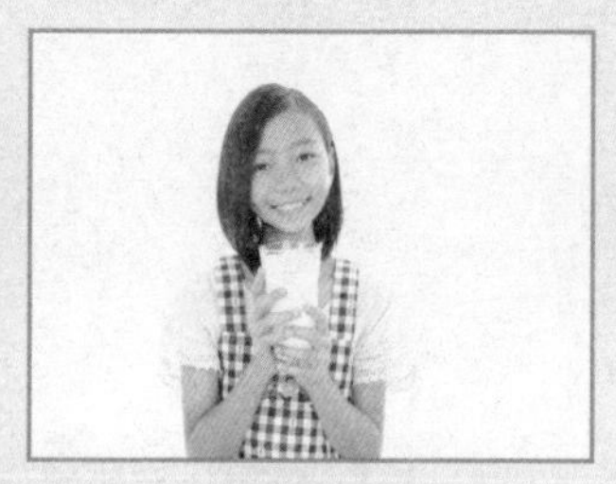

在设计针对中老年人的奶粉时，考虑到患有高血压或高血脂等慢性病的比例增加，这时就需要注意控制血糖和血脂，因此配方中会相应减少糖和脂肪的含量；另外中老年人会出现钙的流失或者已发生骨质疏松，配方中会相应增加钙的含量，有些配方中还添加了膳食纤维，有助于中老年人维持正常的肠道功能。

而学生奶粉则是针对于青少年设计的。青少年时期生长速度加快，对各种营养素的需要量增加，尤其是一些矿物质。因此，一般都会在配方中添加铁、锌、镁、钙等矿物质，此外有的还会额外添加牛磺酸等。

因此，从配料表中可以看出学生奶粉与中老年奶粉的不同。同样，仔细看一下营养成分表中的各种营养素含量的数字，也能明白二者的主要区别。

三、选好米和面

68 营养强化小麦粉是指小麦粉中添加了很多营养素吗?

为了弥补食物自身或是加工储运过程造成的营养缺陷，我国允许在一些食品中添加一定量的食品营养强化剂，这就是食物强化。当然，它们并不能随意添加，我国《食品安全国家标准 食品营养强化剂使用标准》(GB 14880-2012)中对营养强化剂的使用量、使用范围以及可用的化合物来源都做出了明确的规定。

小麦粉是我国居民的重要粮谷类食物，主要为我们提供碳水化合物和蛋白质等，但小麦粉天然缺乏某些维生素和矿物质，因此我国允许在小麦粉中添加某些营养素来弥补这一不足，提升产品营养价值。

下面以某品牌营养强化小麦粉为例，其配料表为：小麦、碳酸钙、烟酸、氧

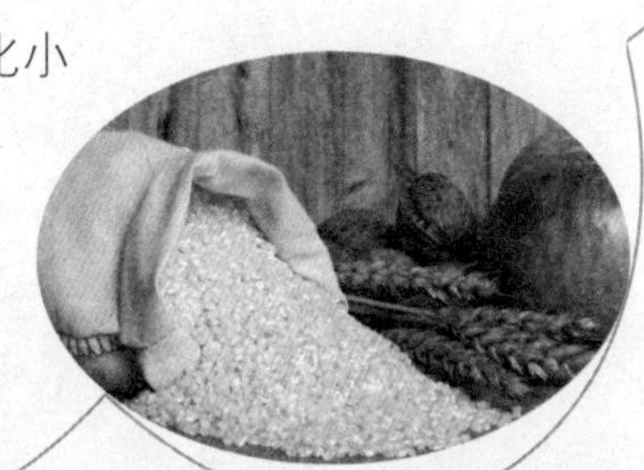

化锌、乙二胺四乙酸铁钠、维生素 B_1、维生素 B_2、叶酸。上述除小麦以外的其他物质，均为食品营养强化剂，分别可以增加小麦粉中钙、烟酸、锌、铁、维生素 B_1、维生素 B_2、叶酸等矿物质和维生素含量。

按照我国营养标签标准要求，添加了营养强化剂的小麦粉在营养成分表中，除了要标注能量和蛋白质、脂肪、碳水化合物、钠外，还需要标注强化以后营养素在产品中的含量。上述营养强化小麦粉的营养成分表如下：

营养成分表

项目	每 100 g	NRV%
能量	1596 kJ	19%
蛋白质	11.0 g	18%
脂肪	1.3 g	2%
碳水化合物	73.0 g	24%
钠	15 mg	1%
维生素 B_1	0.35mg	25%
维生素 B_2	0.35mg	25%
烟酸	4.00mg	29%
叶酸	200ugDFE	50%
钙	160mg	20%
铁	2.0mg	13%
锌	2.50mg	17%

从上述营养成分表我们可以看出，强化以后这些营养素的含量都相对较高，其中叶酸含量最高，每 100g（2 两）小麦粉中可以大致提供每人每天需要叶酸量的 50%。

现在我们就清楚了，在小麦粉中有针对性地添加国家批准的特定营养强化剂，可以增加小麦粉的微量营养素含量，提高它的营养价值。当然，无论何种添加，都应该遵循平衡膳食的原则，因此大家可以根据自己的饮食习惯，选择是否购买营养强化的小麦粉。

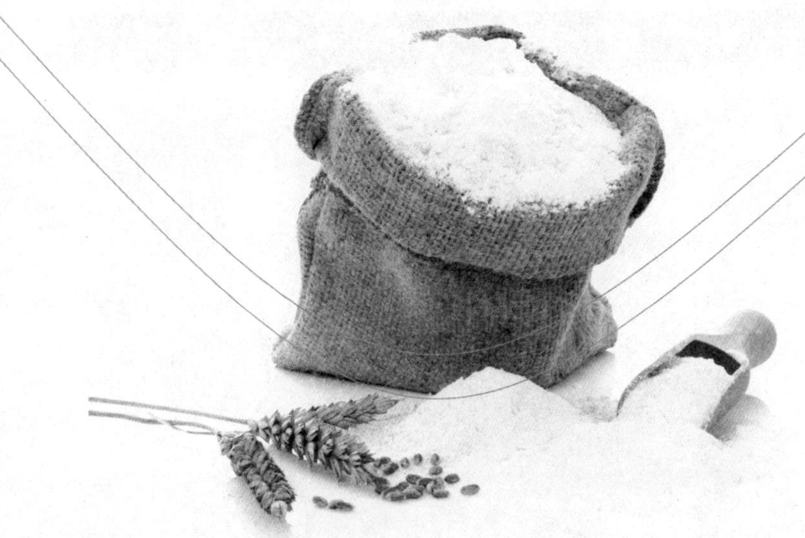

69 粗纤维小麦粉，是不是表明其纤维含量很高?

在粗粮越来越受欢迎的今天，粗纤维小麦粉也成为了一种受到消费者欢迎的产品。很多消费者认为，粗纤维小麦粉就等于高纤维小麦粉，这到底是不是呢？下面我们以市场上的一个产品举例进行说明。

某品牌粗纤维小麦粉配料为小麦粉、麦麸，产品中添加了麦麸以增加膳食纤维的含量。接着我们再看看它的营养成分表：

营养成分表

项目	每 100 g	NRV%
能量	1510 kJ	18%
蛋白质	11.0 g	18%
脂肪	1.6 g	3%
碳水化合物	73.5 g	25%
膳食纤维	1.8g	7%
钠	0 mg	0%

营养成分表中除了常见的“1+4”，还多了一项“膳食纤维”。每100g粗纤维小麦粉中含有1.8g膳食纤维，大约提供一天所需膳食纤维的7%。我国标准规定，如果声称“含有”膳食纤维，小麦粉中膳食纤维至少要达到3g/100g，如果声称“高”膳食纤维，则至少要达到6g/100g才可以。

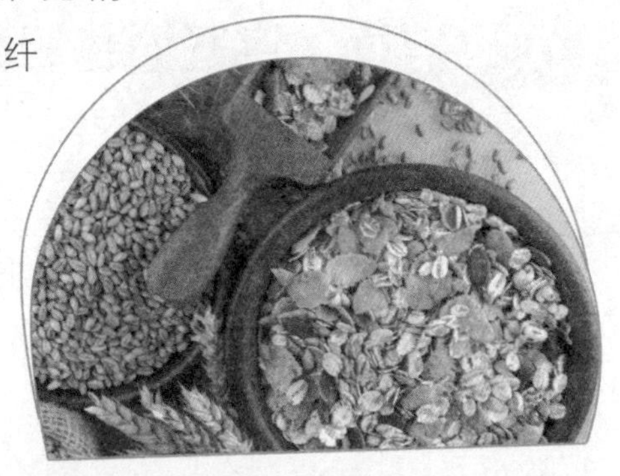

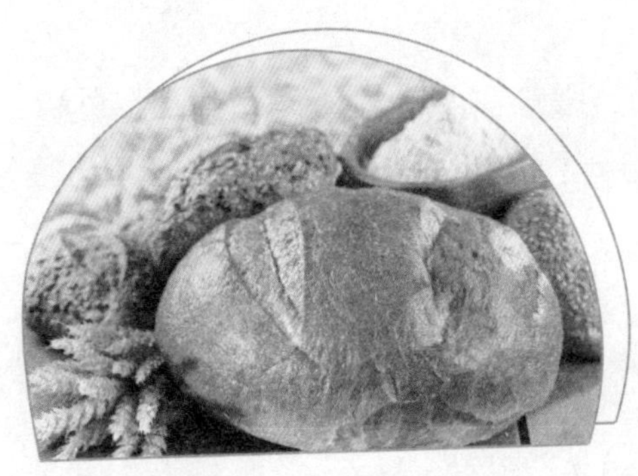

因此这个产品虽然加入麦麸以增加膳食纤维含量，但不能声称“含有”膳食纤维，更不能声称“高”膳食纤维。这就提示我们选购产品时不能只看产品名称，更要了解配料和营养成分。说到底一种食品中某种营养素含量的高低，主要还看它在营养成分表中标示的情况。

70 挂面、乌冬面等的盐含量很高吗?

挂面和乌冬面都能与许多其他配料一起搭出美味佳肴，但是在制作挂面和乌冬面的过程中一般会用到食用盐作为配料。挂面和乌冬面中盐含量是否很高，首先可以看看配料表中是不是加了盐，同时注意一下营养成分表中钠的含量。

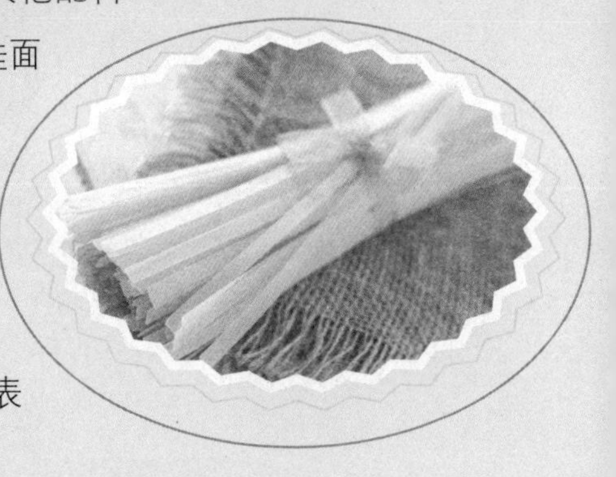

某挂面的配料为：优质小麦粉、净化水、鸡蛋粉、食用盐、食品添加剂[碳酸钠(食用碱)]。说明它在加工过程中添加了食用盐，那么它的营养成分表又是怎样的呢?

营养成分表

项目	每 100 g	NRV%
能量	1502 kJ	18%
蛋白质	11.8 g	20%
脂肪	2.0 g	3%
碳水化合物	72.2 g	24%
钠	450 mg	23%

看看营养成分表，我们就会发现，由于使用了食盐，产品中钠的含量比其他小麦制品相对较高，100g 产品中钠含量已经接近每日所需的 1/4 了。因此，若是以这类产品为主食的时候，建议大家不要再额外加盐或者其他含盐量较高的调味料了。

71 北方大米、南方大米，营养成分上有区别吗？

大米是我国居民的主食，北方大米和南方大米因其产地、形态、口感、最佳烹调时间、米水的比例等方面可能存在差异，因此不同的人群倾向或者选择的目标不尽相同。很多人会关心，南、北方大米的营养成分，会不会有很大差别。

从《中国食物成分表》2002 版和《中国食物成分表》2004 版收录的数据来看，不同地区、不同批次、不同种植时间的大米其营养成分变动较大，很难从营养价值的角度来确定南、北方大米谁的营养价值更高。所以如果您购买的是预包装大米，那么营养成分的区别可以通过看包装袋上的营养成分表来比较判断。如果购买的是散装大米，可以查阅《中国食物成分表》相关食品条目获得相应的数据。

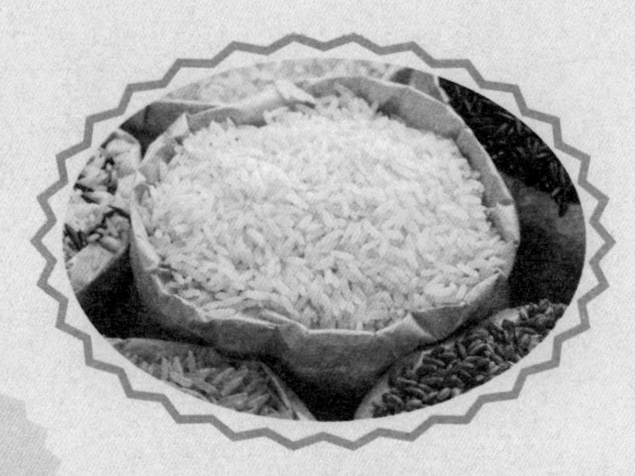

72 馒头包装上也有营养标签吗?

随着食品工业的发展，一些企业生产的馒头也可以做成预包装的形式了。预包装的馒头产品就应当符合关于预包装食品的各项标签标示要求，其中包括强制标示营养标签。

企业愿意为消费者提供更多信息就会做得更好，一些非预包装的馒头也会参照预包装食品的做法，在包装袋上自愿标示营养标签。事实上，馒头作为一种即食食品，标示营养标签对消费者更有意义。因为比起小麦粉来，它更加直观，一袋里 5 个馒头，吃 1 个可以获得多少营养素，简单一算就知道了。因此企业自愿标示营养标签是非常值得鼓励的事情。

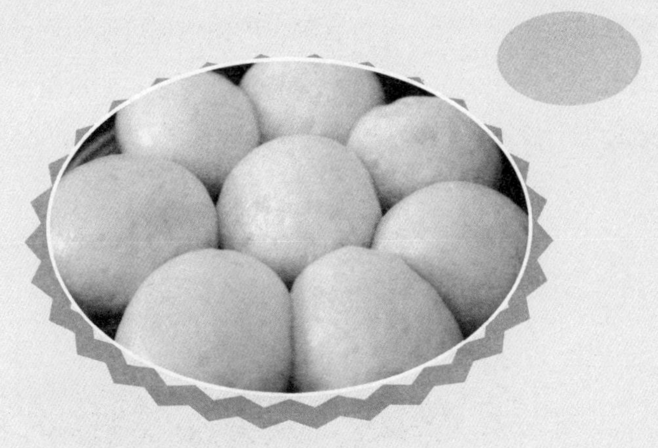

73 在超市选面包时，重点应关注标签上的哪些内容？

面包主要是由面粉、油、糖、盐及其他原料经过发酵、烘焙等工艺加工而成的一类产品，因为它食用方便、口味丰富多样而深受消费者喜爱。面包的种类很多：如果按照使用的面粉种类来分，有精制面粉（也就是常说的白面）为主制作的面包，全麦粉为主制作的面包，小麦粉添加各种杂粮粉制作的面包等等，再配以果仁、豆沙、果酱、奶油、蒜蓉、奶酪等辅料。

因此在选购面包的时候，除了关注口味，大家也要重点关注营养标签，特别是其中脂肪、糖和钠的含量，帮助自己选择适合的产品。一些面包在制作时减少了油的用量，因此所含脂肪较少，面包的口感比较干硬。一些含糖少的面包也可能使用了食糖的替代品来补充口味，从而降低一点热量。考虑到面包属于主食，食用量较大，盐也要关注，应当注意钠的含量及其 NRV%。

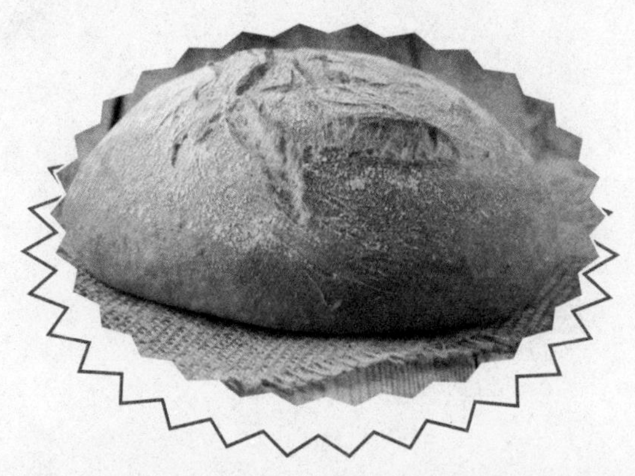

74 在饼干生产中，必须要加食品添加剂吗？从标签的什么地方能知道饼干中到底加了什么添加剂？

饼干具有耐贮藏、易携带、口味多样等特点，深受人们喜爱。按其加工工艺的不同，又可分为：酥性饼干、薄脆饼干、曲奇饼干、夹心饼干、威化饼干等。为了满足大家对饼干风味、口感和贮藏时限等的需求，需要在饼干生产过程中添加一些食品添加剂。我国食品添加剂标准中规定了饼干中可以使用碳酸氢钠、天然胡萝卜素、维生素C等食品添加剂。例如：碳酸氢钠，又称小苏打，能使饼干具有膨松、柔软的特点，在我们日常蒸馒头过程中也会用到。维生素C本身就存在于大多数水果蔬菜中，是一种天然抗氧化剂。天然胡萝卜素是一种天然色素，能赋予饼干特有的色泽。这些物质按照标准使用都是安全的，大家可以放心食用。

饼干中是否使用了食品添加剂，大家可以在饼干的配料表中查到。不过，前面已经介绍过，配料中有的一些化学物质可不都是添加剂哦。有些饼干中还根据我国标准添加了一些营养强化剂，补充饼干中某些营养素的含量，如加入醋酸视黄酯、乙二胺四乙酸铁钠等，可以分别增加饼干中维生素A和铁的含量。

75 同样都是饼干，为什么有的碳水化合物含量高，有的脂肪含量高？

饼干的主要配料就是糖、面、油和其他原料。糖、面、油的配比不同创造出了风格各异的口感。所以您要学会看饼干的配料表和营养成分表，选择喜欢或者适合的口味。

如果饼干中加了较多的脂肪如动物油脂、植物油等，营养成分表中脂肪含量会比较高，这种饼干往往口感较酥，有湿润感；而如果动植物油脂使用比较少，则脂肪含量低，这种饼干往往口感较脆，比较干。另外，碳水化合物含量高的饼干，有可能是因为添加的糖较多，口感较甜，所以您需要看一看配料表中有没有使用白砂糖。

76 制作巧克力曲奇时使用了氢化植物油，可为什么反式脂肪酸含量却标注为“0”，两者有什么关系?

氢化植物油是食品工业中使用的一种食品原料，植物油氢化程度不同，具有的性质也不同，通常用来改善产品口感、延长保质期等。因此它广泛应用于食品工业中，而反式脂肪酸最主要的来源就是氢化油的使用。为了避免氢化植物油和（或）部分氢化植物油在食品中的过度使用，满足我国消费者的知情权和选择权，指导消费者的健康膳食选择，我国标准要求，凡是食品配料含有或生产过程中使用了氢化和（或）部分氢化油脂时，都必须在营养成分表中标示反式脂肪酸含量，无论是高是低还是没有。

很多人认为只要配料中有氢化植物油，那么该产品的反式脂肪酸含量肯定很高，因此对某些使用了氢化植物油的产品反式脂肪酸含量标注为“0”的情况产生了怀疑，觉得这不可能。

其实，由于目前植物油氢化工艺的改善，氢化油中反式脂肪酸的含量也在逐步降低。因此，部分产品虽然使用了氢化植物油，但氢化油或部分氢化油所占比例很小，或者植物油氢化程度比较完全，产生的反式脂肪酸含量会很低，有的甚至达到了“0”反式脂肪酸的声称要求。我国标准中规定反式脂肪酸的“0”界限值为0.3g/100g，因此产品中反式脂肪酸含量≤0.3g/100g时，反式脂肪酸就要标“0”。

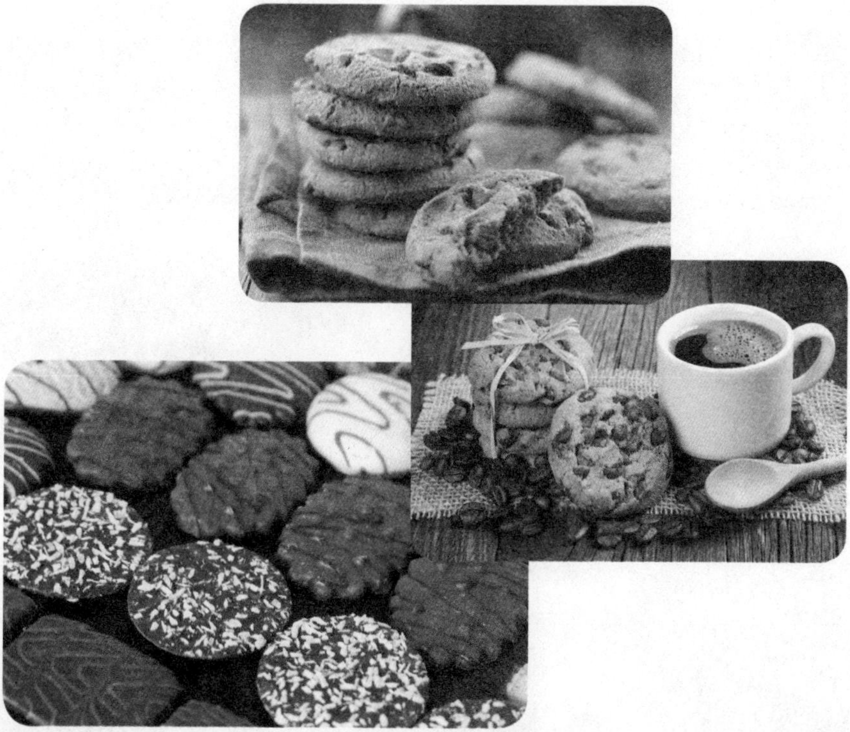

77 有的饼干中没有使用氢化植物油，为什么还要标注反式脂肪酸含量？

我们已经了解到，氢化植物油所具备的一些性质使它在制作饼干这类烘焙食品中应用很广泛。但并不是所有饼干产品都会使用氢化植物油作为配料。根据我国现行规定，如果没有用，可以不在营养成分表中标示反式脂肪酸。

也就是说，此时反式脂肪酸属于自愿标示的内容之一，如果企业自愿为消费者提供更多关于商品的营养信息，是值得鼓励的。所以仍然有企业选择自愿在营养标签中标示反式脂肪酸含量。

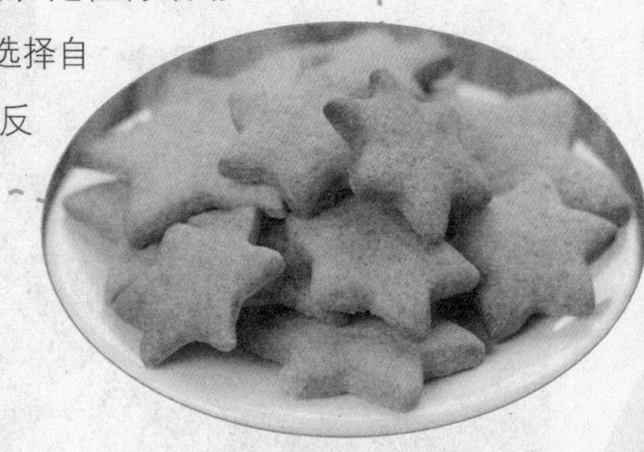

 方便面中真的有20多种添加剂吗？

方便面因其美味、方便，从一诞生就受到大家的欢迎和喜爱。伴随着生活节奏的提高，方便面越来越受到都市上班族和青少年朋友们的青睐。

让我们看一下方便面的配料表，其中列出了一大串物质，因此曾经有媒体曝光说方便面中有20多种添加剂，引起了舆论的一片哗然。让我们仔细分析一下方便面的配料表，看看这20多种“添加剂”到底是什么，为什么要用。

某品牌方便面配料表如下：

面饼：小麦粉，精炼棕榈油（含维生素E），淀粉，食品添加剂（醋酸酯淀粉、羧甲基纤维素钠、碳酸钾、碳酸钠、六偏磷酸钠、磷酸二氢钠、三聚磷酸钠、焦磷酸钠、海藻酸钠、黄原胶、谷氨酸钠、5’-呈味核苷酸二钠、栀子黄、核黄素），食用盐，谷朊粉，大豆分离蛋白，魔芋粉，全蛋粉。

酱包：精炼棕榈油（含维生素E），葱，牛肉，食用盐，辣椒，食品添加剂（谷氨酸钠），大蒜，姜。

粉包：食用盐，麦芽糊精，食品添加剂（谷氨酸钠、5’－呈味核苷酸二钠、焦糖色），白砂糖，香辛料，食用香精，酵母抽提物。

上述小麦面粉、棕榈油、白砂糖、葱姜蒜等都是我们常用的食品原料，不在添加剂范畴之内。而醋酸酯淀粉、羧甲基纤维素钠、碳酸钾、碳酸钠、六偏磷酸钠、磷酸二氢钠、三聚磷酸钠、焦磷酸钠、海藻酸钠、黄原胶、谷氨酸钠、5’－呈味核苷酸二钠、栀子黄、核黄素等，则都是食品添加剂。其中醋酸酯淀粉是一种变性淀粉，羧甲基纤维素钠、海藻酸钠、黄原胶均是我国允许使用的增稠剂，可以使方便面的口感更加爽滑；六偏磷酸钠、磷酸二氢钠、三聚磷酸钠、焦磷酸钠都是我国允许使用的水分保持剂，可以使方便面水分不易流失，从而保证其口感；栀子黄、核黄素都是我国允许使用的天然着色剂，可以赋予方便面特有的色泽，促进食欲。谷氨酸钠、5’－呈味核苷酸二钠均是我国允许使用的增味剂，补充或增强方便面原有风味。总之，上述添加剂都是我国标准中允许使用的，是经过安全性评估的。

当然值得提醒大家的是，从膳食的多样化、平衡来讲，方便面的营养还是不够全面和均衡，如脂肪、钠含量过高，膳食纤维、维生素等含量不足，因此，应该将其只作为一种偶尔“应急”用的食物来“方便”一下我们的生活，而不是作为主要食物代替我们的一日三餐。

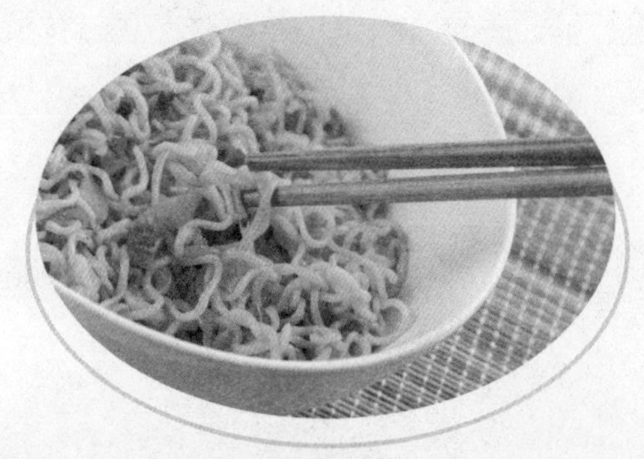

79 某方便面包装上的营养标签，分别列出了面饼、粉料、酱料、油包的营养成分表，看上去很复杂，为什么会这样？

方便面为了“方便”大家的食用，一般在一个销售单元（袋、盒）内包含面饼、粉料、酱包、油包等多种不同的原辅料。为了让消费者对营养成分表尽量一目了然，这类产品在商品的外包装上可以采取两种方式标示营养成分表。

第一种方法是分别标示一包内各小包的营养成分含量，也就是问题当中提到的，面饼、粉料、酱料、油包每一个部分都有一个营养成分表。它们的共有信息可共用。因为消费者的食量、口味喜好不同，方便面的各个调料包不一定要全部加入，大家看了它们各自的营养成分表后，可以根据自己的口味爱好酌情添加各种配料。不过，这种营养成分表看起来还真的有点儿“复杂”。

第二种方法是标示包装内食品营养成分的平均含量，一般是分别检测面饼、粉料、酱料、油包等各部分的营养成分，再根据各自的比例计算出整个大包装的营养成分数据。这种办法的好处是一目了然。一包里面有什么，即如果把一包产品都吃掉，能很清楚地知道摄取了什么营养。

因此两种方法各有各的优缺点，不过，无论哪种方法，吃方便面的时候多留心一下，不会吃亏的哦！

80 水饺包装上的营养标签，是指生的时候还是煮熟以后的含量？

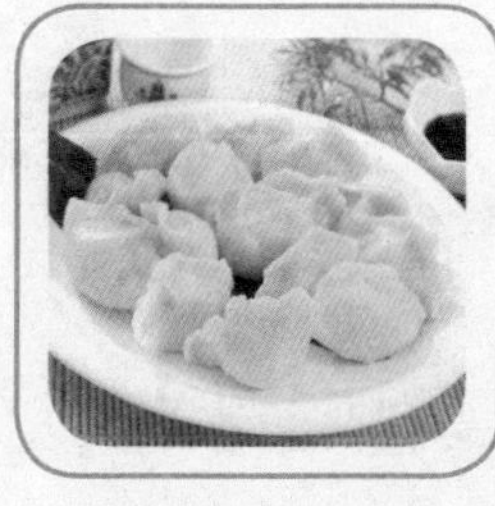

中国有句老话“好吃不过饺子”。所以现在市场上有很多速冻水饺，不但食用方便，而且原料丰富。当您将速冻水饺买回家时，会看到下面的营养成分表。

（某速冻水饺）营养成分表

项目	每 100 g	NRV%
能量	766kJ	9%
蛋白质	6.1 g	10%
脂肪	6.7g	11%
碳水化合物	22.2g	7%
钠	362mg	18%

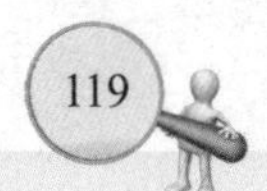

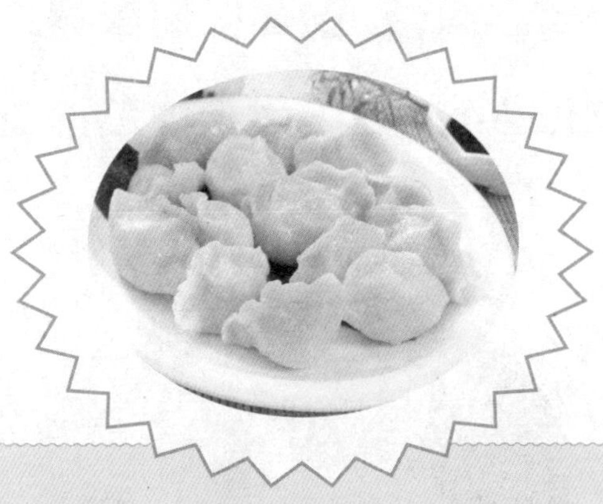

但我们吃进去的就是这么多吗？不是的。买回来的水饺不能直接食用，而是要经过水煮或蒸等的加工。这个过程的主要变化是水分增加，一些水溶性物质的减少，当然脂肪也会减少，想想煮完饺子后锅里水面上飘着的油花吧。因此您在速冻水饺包装上看到的营养素含量或进行营养声称时是指生的时候的含量，煮熟后由于水分增加导致饺子中营养成分的稀释以及丢失，当然或多或少会减少一些。

81 一些面包、汤圆等食品配料上，写着“人造奶油”，这是指什么，可以吃吗？

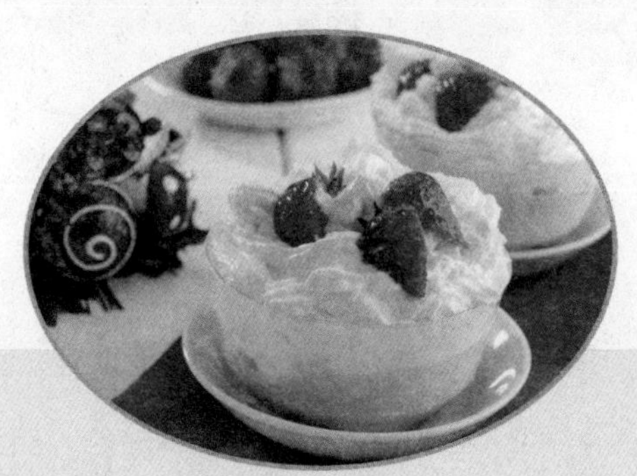

人造奶油是一种以氢化油和（或）部分氢化油为主要原料的产品，具有可塑性、起酥性等性质，是制作面包、点心的常用配料。虽然食用是安全的，但是需要注意的是，人造奶油仍然是一种以油脂为主的原料，属于能量较高、营养价值较低的食品原料。购买添加了人造奶油的食品时，应当注意营养成分表中脂肪的含量，如果很高，一定要适量食用。同时，人造奶油是氢化油脂的一种，因此若配料中加入了人造奶油，就应当在营养成分表中标示反式脂肪酸含量的相关信息。

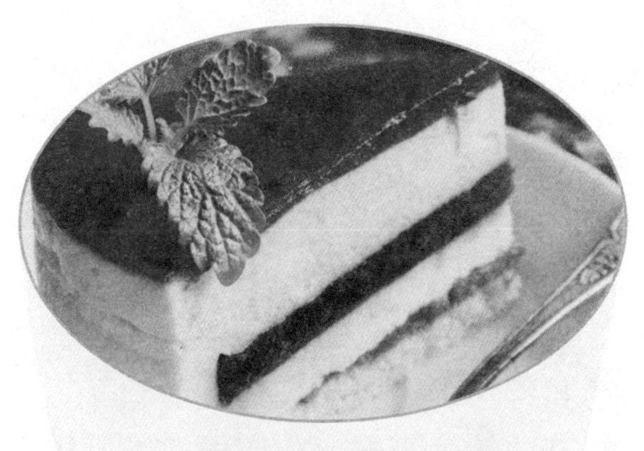

同时还要提醒大家，吃甜食可不能只把注意力放在一种食品配料上。通常来说，甜食是一类营养价值较低，而热量较高的食品，与其关注配料表中到底用的是人造奶油还是精炼植物油，不如关注营养成分表中能量、碳水化合物与脂肪的相关信息，帮助自己合理选择甜食，拒绝贪吃。

四、食用油的点点滴滴

82 市面上食用油种类繁多，有玉米油、大豆油、花生油，还有调和油，从营养标签的角度看好像成分都差不多，它们具体的区别是什么呢？

如今，市面上的食用油种类越来越丰富，专家也告诉我们油要换着吃，说是营养有所不同，但为何从营养标签上看到的成分会差不多呢？不同的食用油到底有何不同营养呢？

目前我国营养标签强制要求标示的内容是能量、蛋白质、脂肪、碳水化合物、钠这五项内容，而不同种类的食用油主要是脂肪酸组成不同，因此仅从强制标识的这五项内容来看，各类食用油成分都差不多。

根据我国《中国食物成分表》的数据，花生油中单不饱和脂肪酸占45.1%，多不饱和脂肪酸占41.3%；油茶籽油单不饱和脂肪酸占76.4%，多不饱和脂肪酸占13.2%；葵花籽油单不饱和脂肪酸占21.5%，多不饱和脂肪酸占68.4%；大豆油单不饱和脂肪酸占31.0%，多不饱和脂肪酸占54.9%，更多数据可查询《中国食物成分表》。

也正是由于不同种类食用油脂肪酸有所不同，营养特点不同、油脂的稳定性不同、风味不同，所以才产生了调和油这类产品。企业根据配方设计，将两种或两种以上食用油进行调配，调节产品的脂肪酸组成，取长补短，使调配后的油脂产品具有良好的风味和稳定性。

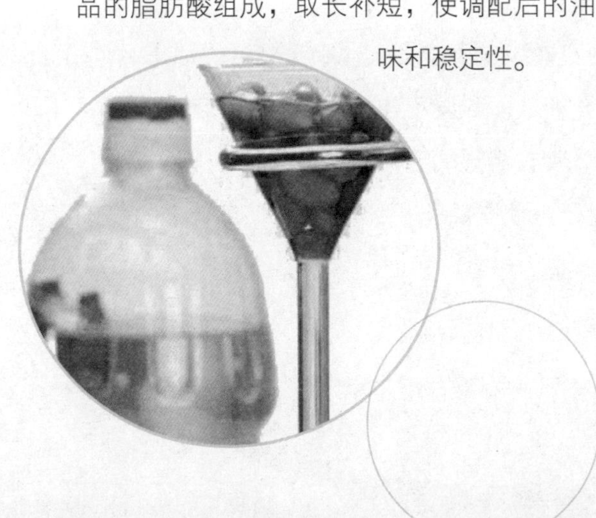

83 大部分食用油的配料表中都含有食品添加剂特丁基对苯二酚，这是起什么作用的？

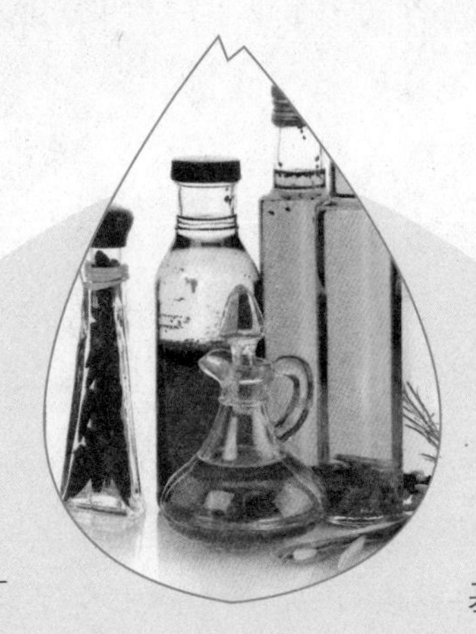

食用油配料表中的特丁基对苯二酚，俗称 TBHQ，是我国标准中允许使用的一种抗氧化剂，可以用于食用油脂、油条、月饼、饼干等，使用量一般为 0.2g/kg。它加到这些食用油及含油脂比较多的食品中，可抑制或延缓油脂氧化变质。如果不使用该物质，食用油脂可能会在短期内被氧化，不仅会影响到油脂本身的感官品质，如产生哈喇味，也可能因为油脂氧化而产生一些有毒有害的物质，从而造成对人体健康的危害。

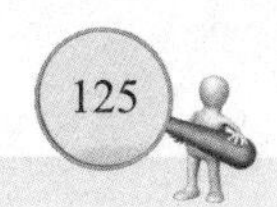

84 为什么食用油每 100g 的能量值高达 3700kJ，而一般其他食品才几百千焦？

1g 碳水化合物或蛋白质在体内可产生约 17kJ 能量，而 1g 脂肪则能产生约 37kJ 能量，也就是说同等重量的脂肪提供能量约是碳水化合物的 2.2 倍。

食用油的营养成分相对比较单一，几乎全部是脂肪，一般含脂肪 99% 以上，因此计算下来 100g 食用油的能量高达 3700kJ。而其他食品含有蛋白质、碳水化合物和水分等，能量远没有脂肪高。两茶勺烹调油所含的能量就可以相当于半小碗米饭了。

过量摄入能量容易造成脂肪在体内的过度堆积，从而引发肥胖、高血压、糖尿病、心脑血管疾病等健康问题。这也是为什么营养专家建议大家要控制每天食用油的摄入量。中国营养学会提出了每人每天食用油的摄入量不要超过 25 ~ 30g 的建议，并倡议健康饮食，避免摄入过多脂肪。

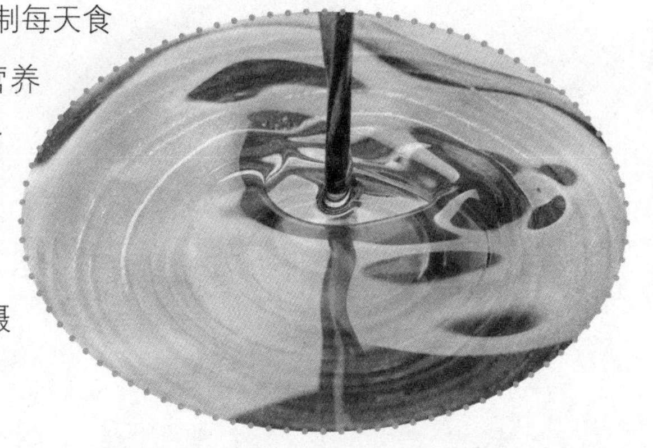

85 食用油的营养成分表中蛋白质、碳水化合物含量基本都为“0”，这正确吗?

当您发现食用油标签上的营养成分表中蛋白质、碳水化物含量都标注为“0”时，可能会很奇怪“难道食用油中一丁点儿蛋白质、碳水化合物都没有吗？”

这样标注主要有两方面原因，首先我们都知道食用油主要成分是脂肪，其蛋白质和碳水化合物含量是极低的；另外我国标准中规定营养成分含量低于某一个界限时，由于其对人体没有实际营养意义且数值的准确性较差，必须标示为“0”。所以当100g（或100ml）食品中蛋白质含量≤0.5 g、碳水化合物含量≤0.5 g时，在标签上都必须标示为“0”。因此，食用油营养成分表中蛋白质、碳水化合物标示为“0”是正确的。

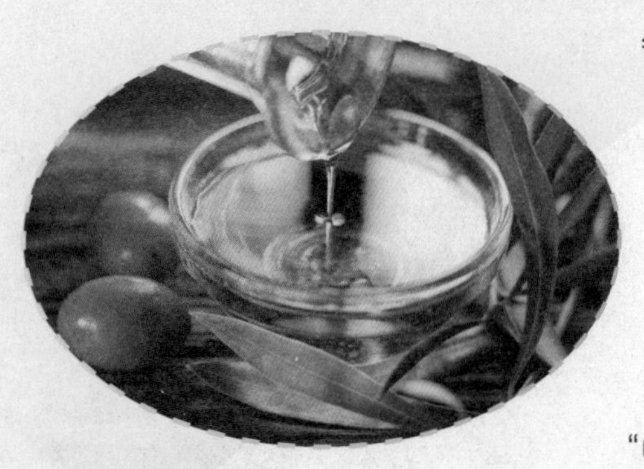

86 某品牌食用油的营养成分表中在脂肪下面还标示了饱和脂肪、单不饱和脂肪、多不饱和脂肪和胆固醇的含量，为什么有的品牌却未标明？

食用油是由多种脂肪酸甘油酯组成的，其中脂肪酸分为饱和脂肪酸、单不饱和脂肪酸、多不饱和脂肪酸。

饱和脂肪酸就是碳链上不含双键的脂肪酸。一般动物油（鱼油除外）的脂肪中都含有相当多的饱和脂肪酸，在室温下处于固态或半固态，摄入过量会增加血黏度，使血脂升高，造成动脉硬化。不饱和脂肪酸，简单的说就是分子结构中含有双键，具体还分“单不饱和脂肪酸”和“多不饱和脂肪酸”，分别代表分子中具有一个双键和多个双键。一般植物油中不饱和脂肪酸含量相对高些。

不同食用油的脂肪酸种类会有所不同，因此我国标准中鼓励企业更加清晰地标示出不同类型脂肪酸含量以及胆固醇含量，以便于消费者选择。但目前这部分内容不属于强制标示的内容，由企业根据产品特点自愿标示，所以消费者在有的品牌产品上可以看到更多的信息，有的则仅仅是“1+4”。不管是哪种，都是符合我国的规定的。

87 买到一款植物甾醇玉米油，标签上写着含有植物甾醇 5800mg/kg，植物甾醇也是营养素吗，为什么没有标注在营养成分表中？

植物甾醇不属于传统意义上的营养素，而是具有一定功能作用的植物化学物。如美国食品药品管理局允许在标签上声称“正常人每天摄入 1.3g 植物甾醇，配合低脂膳食，可改善血脂异常”。不过通过天然食品，每天摄入的植物甾醇远远达不到 1.3 克。因此许多国家都批准了植物甾醇作为新资源食品或新的食品原料添加到食品中使用。我国也已于 2008 年和 2010 年分别批准由大豆油等植物油提取的植物甾烷醇酯和植物甾醇作为新资源食品，可以加入到食品中使用。因此，上述您买到的植物甾醇玉米油，就是在玉米油中加入了植物甾醇，进一步提高玉米油中的植物甾醇含量。

因为植物甾醇不属于营养素，因此它的含量不能在营养成分表中标示。这类产品可在营养成分表之外的地方标示出植物甾醇在成品中的含量，以便清晰地告知消费者该产品的特点。

有款食用油产品标签上写着“富含”维生素 A 和维生素 E，其中“富含”是什么意思，有具体数值可以衡量吗？

“富含”是一种典型的营养声称，因此这里的“富含”维生素 A 和维生素 E 意思是维生素 A 和维生素 E 的含量高到一定程度了。

根据我国标准的规定，如果声称富含某一种维生素，需每 100g 食品中该维生素的含量 ≥ 30%NRV，或每 100ml 食品中该维生素的含量 ≥ 15%NRV，或每 420kJ 食品中该维生素的含量≥ 10%NRV。根据上述换算关系，如果植物油声称“富含维生素 A”，则以 100ml 为基准，维生素 A 的含量应该≥ 120 微克视黄醇当量（μgRE）；如果声称“富含维生素 E”，同样以 100ml 为基准，维生素E的含量应该≥2.1 毫克 α－生育酚当量（mg α－TE）。仔细看一下营养成分表中的数字，就知道这个声称是不是“名副其实”了。

89 一款食用油在标签上注明“维生素 A 有助于维持暗视力”，“维生素 E 有抗氧化作用”。这些属于正确的功能声称吗?

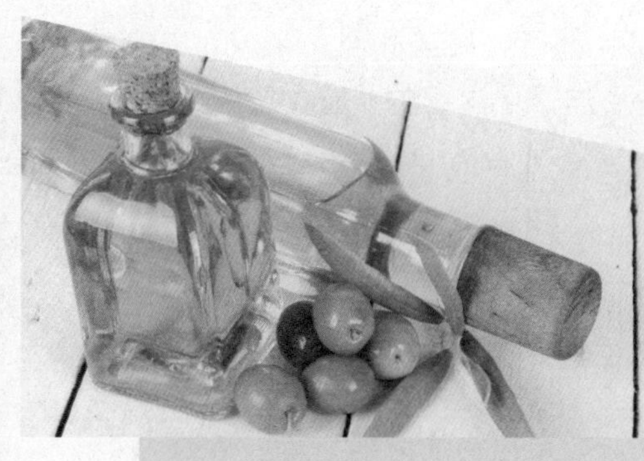

我国营养标签标准规定，如果产品中某营养素含量达到一定要求，可以进行功能声称。同时还给出了营养成分功能声称标准用语。如标准中给出了维生素 A 的功能声称标准用语，包括“维生素 A 有助于维持暗视力”和“维生素 A 有助于维持皮肤和黏膜健康”。维生素 E 的功能声称标准用语为“维生素 E 有抗氧化作用”。企业只能在上述用语中选择。因此，问题中提及的用语是正确的功能声称。当然，前提是产品中维生素 A 和维生素 E 的含量也必须达到一定的要求。

五、肉类、水产类及制品

90 包装好的五花肉、超市里的黄花鱼，为什么找不到营养标签？

正如前面章节所说，预包装的生鲜食品属于豁免强制标示营养标签的食品类别。五花肉、黄花鱼正属于这类食品，由于不同的饲养条件、不同地域、不同品种都会影响其营养素含量，因此其营养素含量变化范围较大；在运输、储存的过程中水分的流失也会导致营养素含量波动大。因此，无论这类产品是不是预包装食品，

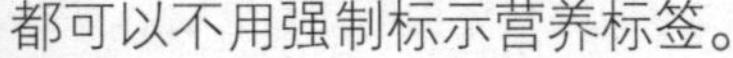

都可以不用强制标示营养标签。

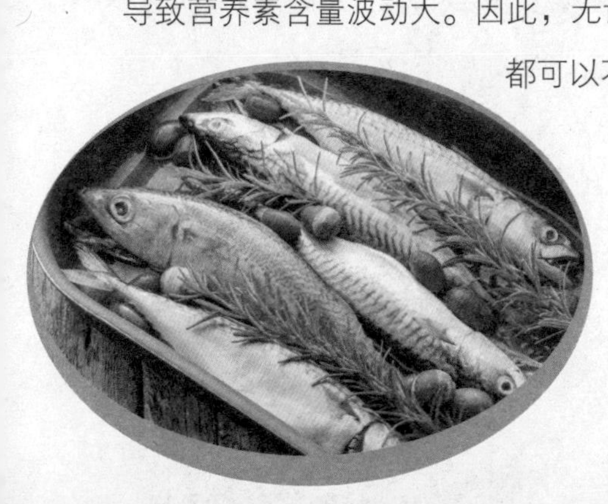

91 肉制品（火腿、肉肠等）中食品添加剂特别多，为什么要加这么多呢？

火腿、肉肠是以畜禽肉为主要原料，加入调味品、香辛料、品质改良剂（卡拉胶、维生素C等）、护色剂、保水剂、防腐剂等物质，采用腌制、高温蒸煮等加工工艺制成。它的特点是肉质细腻、鲜嫩爽口、携带方便、食用简单、保质期长。从上述加工工艺可以看出，在火腿、肉肠中使用食品添加剂是不可避免的，而且GB 2760已对肉制品（包括火腿、肉肠）中使用食品添加剂进行了详细的规定。

如某品牌火腿主要使用的添加剂包括：D-异抗坏血酸钠、六偏磷酸钠、亚硝酸钠等。其中D-异抗坏血酸钠是一种非常常用的抗氧化剂，可以保持火腿的色泽和自然风味，延长保质期。六偏磷酸钠是一种水分保持剂，能提高火腿持水性，增高结着性，防止脂肪氧化。亚硝酸钠是一种在肉制品中广泛使用的护色剂，可以保持火腿原有的色泽。

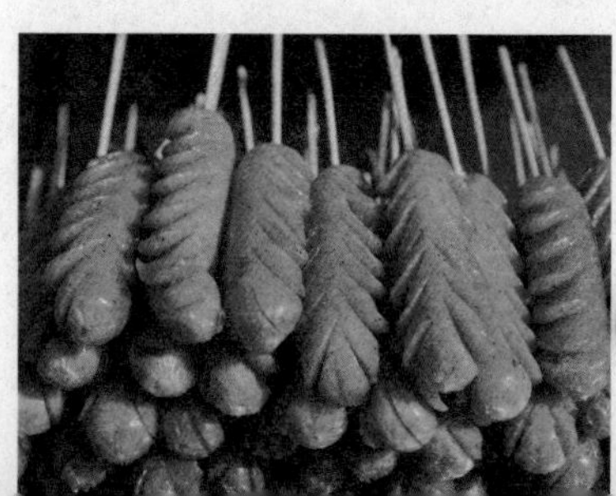
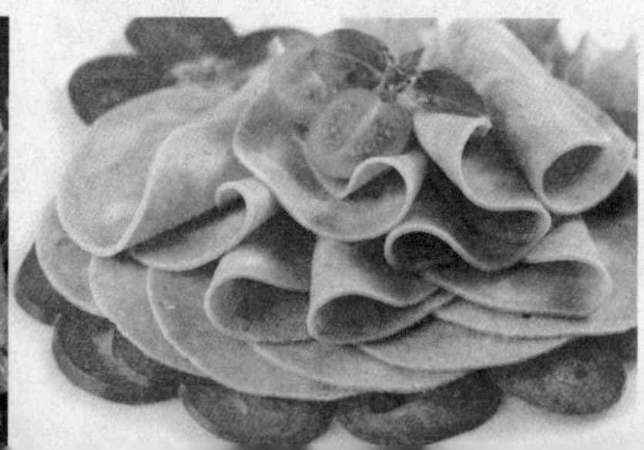

 所有的肉制品，含盐量都很高吗?

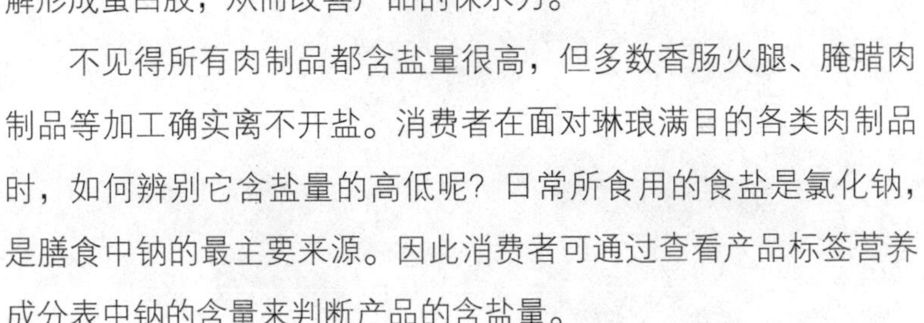

肉制品中盐含量的高低与该类产品的口感和生产工艺需求有关。肉制品中盐主要有这样几方面的作用：①产生咸味；②高盐可以起到防腐的作用；③盐可以使肌肉纤维吸水膨胀，也可促进蛋白质溶解形成蛋白胶，从而改善产品的保水力。

不见得所有肉制品都含盐量很高，但多数香肠火腿、腌腊肉制品等加工确实离不开盐。消费者在面对琳琅满目的各类肉制品时，如何辨别它含盐量的高低呢？日常所食用的食盐是氯化钠，是膳食中钠的最主要来源。因此消费者可通过查看产品标签营养成分表中钠的含量来判断产品的含盐量。

下面是一个酱卤猪头肉的产品营养标签示例。该产品钠含量为 1500mg/100g，NRV% 值已达到了 75%，即每 100g 就可以提供一天钠需要量的 75%。这就提示我们再吃其他含盐的食品时就要适当控制了。

营养成分表（酱卤猪头肉）

项目	每 100 g	NRV%
能量	1490kJ	18%
蛋白质	18.0g	30%
脂肪	32.0g	53%
碳水化合物	0g	0%
钠	1500mg	75%

高血压流行病学调查证实，人群的血压水平和高血压的患病率均与食盐的摄入量密切相关。为预防这种危害严重的慢性病，我们应该选择清淡少盐的膳食，尽量不要选择钠含量很高的产品。

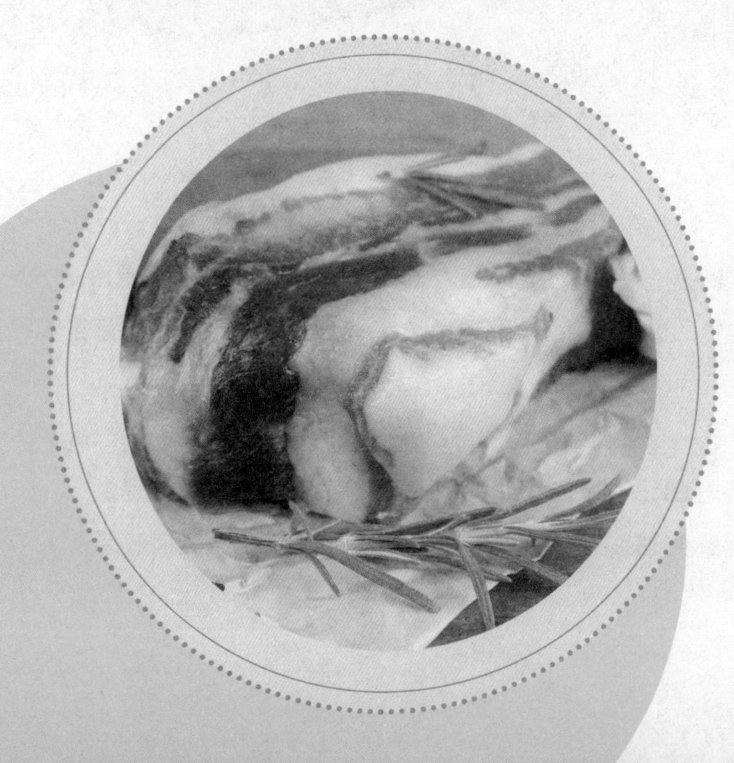

93 有的火腿肠，营养成分表中碳水化合物含量一项为 0，有的则为 4.5 或者更高，这是为什么？

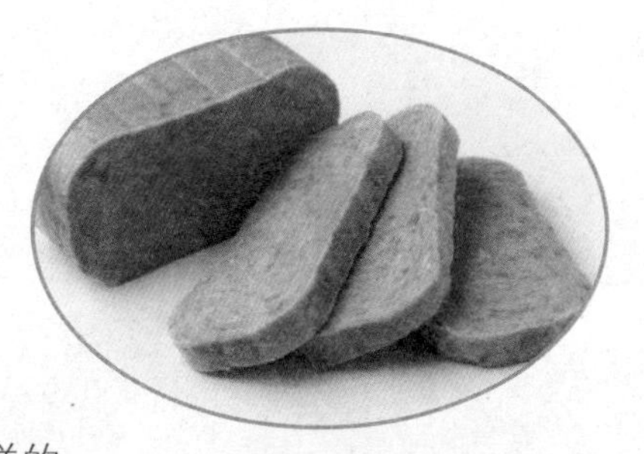

大家可以从下面两个火腿肠的产品标签中发现，意大利风干火腿的营养成分表中碳水化合物项为“0”，而鱼肉火腿肠的营养成分表中碳水化合物项为 4.5g。都是火腿肠，为何会有这样的差别呢？答案就在这两个产品的配料表中。一般来说生鲜肉类中碳水化合物含量很低，所以火腿肠中碳水化合物含量主要取决于是否使用了其他碳水化合物含量高的配料。火腿肠添加的食糖、食用淀粉等碳水化合物类配料越多，则营养成分表中碳水化合物含量就会越高。例如，鱼肉火腿肠的营养成分表中碳水化合物项为 4.5g，主要是由于配料中白砂糖的使用造成的。

意大利式风干火腿配料：猪肉、食盐、食品添加剂（亚硝酸钠）

营养成分表

项目	每 100 g	NRV%
能量	1031 kJ	12%
蛋白质	25.8 g	43%
脂肪	16.0 g	27%
碳水化合物	0g	0%
钠	3800mg	190%

鱼肉火腿肠配料：鱼肉、水、猪肉、鸡肉、食品添加剂（乙酰化二淀粉磷酸酯、卡拉胶、食用香精、山梨酸钾、三聚磷酸钠、焦磷酸钠、亚硝酸钠）、白砂糖、大豆蛋白、食用盐、鸡蛋白粉、味精、香辛料

营养成分表

项目	每 100 g	NRV%
能量	770kJ	9%
蛋白质	12.5g	21%
脂肪	13.0g	22%
碳水化合物	4.5g	2%
钠	900mg	45%

 加钙火腿肠，钙含量比别的火腿肠高吗？

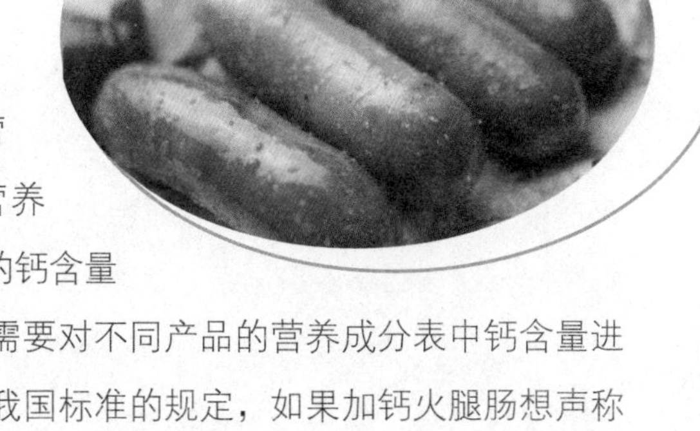

加钙火腿肠属于营养强化食品，后者指食物在加工过程中人为地添加一些人体所必需、而在日常膳食中容易缺乏的营养素，以保证人体对营养的需要。但加钙火腿肠的钙含量是否比别的火腿肠高，需要对不同产品的营养成分表中钙含量进行比较才能判定。根据我国标准的规定，如果加钙火腿肠想声称产品中钙含量有所提高，则需要比其他火腿肠的钙含量增加 25% 以上才可以。

以一款加钙脆骨王香肠为例。该产品在配料中添加了营养强化剂超细鲜骨粉，其钙含量达到 120mg/100g，而《中国食物成分表》2004 版中香肠类产品钙含量一般在 6 ~ 19mg/100g。可见这款产品的钙含量与参考食品相比，符合了我国标准中比较声称的条件，可以进行“加钙”的声称。同时，通过计算可知，其每 100g 产品中钙含量达到了 15%NRV，该产品也可以进行含量声称，即称这款产品“含有”钙。

95 罐头制品配料表里没有防腐剂，为什么保质期还能长达2年?

当面对一种长时间没有变坏的食物，人们的第一反应可能是："一定加了许多防腐剂"，其实这种理解不一定是正确的。

食品的腐败变质主要是由微生物（细菌或霉菌或酵母菌）在合适条件下造成的。为了防止微生物生长，可以采取多种措施进行控制，比如罐装保藏就是方法之一，罐头食品就是通过先密封，然后加热灭菌彻底杀灭食品中微生物的方式来防腐。经过一定时间的高温加热，罐头中的微生物被杀光；同时因为已经密封，环境中的微生物也无法进入罐内，由于控制了微生物，因此罐头食品可以长期保存。"超高温加热然后无菌包装"是食品工业中长期保存食品的另一种常用方案。其原理跟罐头一样，也是通过超高温加热杀光微生物，然后在无菌的环境中进行无菌包装防止微生物进入，从而在不需要防腐剂的情况下实现防腐。

96 某火腿标签上有“不加人工色素，不加防腐剂”等标示，这些都属于营养声称吗？

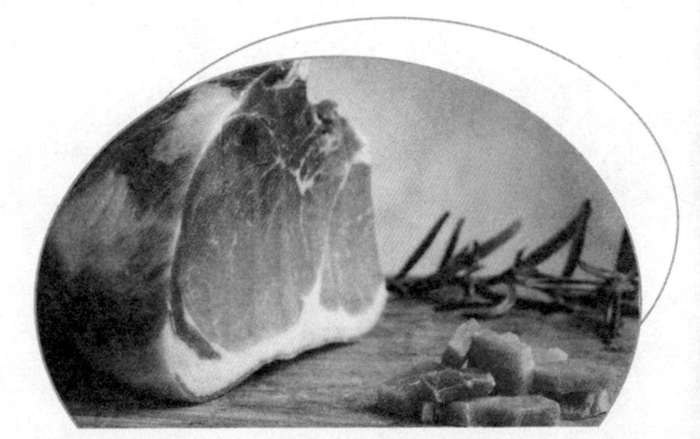

营养声称是对食品营养特性的描述和声明。产品配料中是否使用食品添加剂的描述不属于营养声称的范畴。

“不加人工色素，不加防腐剂”这种刻意的宣传在一定程度上误导了消费者，并引起消费者对食品添加剂的恐惧，让消费者有种不加食品添加剂的食品更安全的错觉。

食品防腐剂的基本功能就是抑制微生物的生长和部分微生物产生毒素，从而保证食品的安全。不添加防腐剂的产品，如果其食品加工方式不能完全达到无菌状态，一旦污染反而会更糟糕。并且食品当中是否需要添加防腐剂与食品当中的水分、糖分、盐分等都有关系。比如含盐量、含糖量很高的腌制腊肉火腿，长期保存根本不需要添加防腐剂。因此，关注产品营养成分表中的碳水化合物及钠含量可能对健康更有意义。

消费者看到“不含人工色素”这样的标语时，可能就会认为它没有添加色素。然而色素分为两类，一种是天然色素，另一种是人工合成色素。天然色素是天然提取的，目前允许在食品原料中使用的天然色素有几十种，例如β－胡萝卜素、姜黄素等。所以不含人工色素，不见得就没有添加色素。我们已反复强调了，只要是按照国家标准法规合法使用的食品添加剂都是安全的。

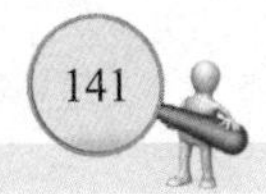

97 听说海蜇中铝的含量挺高，为什么不强制在营养标签中标示铝的含量？

我们知道，海蜇是水母的一个品种，是生活在海洋中的一种浮游生物，作为食品一般将它和蔬菜搭配并加入适量的醋做成开胃菜，深受消费者喜爱。

在海蜇加工成食品过程中，需要加入我们常说的“矾”即硫酸铝钾和硫酸铝铵，二者主要起固化的作用，从而使海蜇的口感脆爽。这两种物质都是我国标准中允许的食品添加剂。因此海蜇中的铝来源于食品添加剂硫酸铝钾和硫酸铝铵，是海蜇加工中必不可少的。当然，这些添加剂应该在海蜇包装标签的配料表中体现，告诉消费者真实的信息。

但是，作为营养标签，是强制标示食物中的营养成分，而不是所有的物质。铝不是我国 GB 28050 中允许标示的营养成分，因此不能在营养标签中标示。

当然，海蜇中铝含量比较高，因此建议适量摄取，防止长期大量摄入，以免对健康造成危害。

六、可爱又“可恨”的饮料

奶茶＝“奶”＋“茶”吗?

现在的超市中可以看到各种品牌的奶茶饮料，是许多年轻人喜爱的饮品。但与传统的奶茶不同，超市里销售的奶茶饮料可不是大家理解的牛奶加上茶叶配制而成的。有人留意奶茶的配料表，就会发现其中的奥秘。排在前几位的原料一般为水、白砂糖、植脂末，而奶粉和茶叶往往排名较后。由于配料表中的顺序是按照含量逐渐减少来排列的，这就说明奶茶中的奶粉和茶叶的含量较低，不是奶茶主要的成分，甚至于有的奶茶中根本不含有奶粉或牛奶，完全由植脂末和食用奶味香精替代。

有些饮料号称不含能量，饮料真的有“0 能量”的吗？

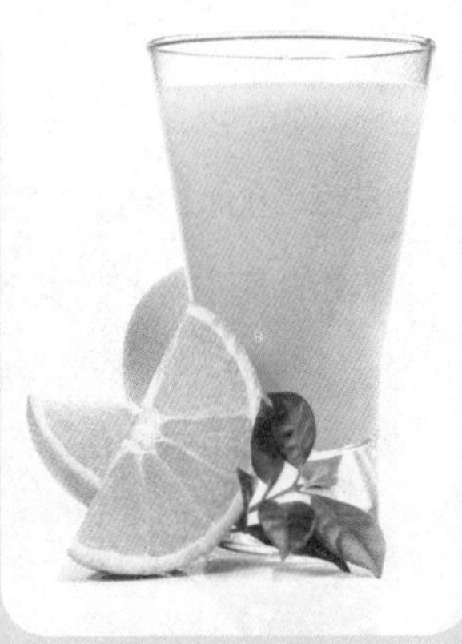

许多正在减肥或者控制体重的人特别注意能量的摄入，市场上就相应的推出了许多“0 能量”的饮料。通过观察这些饮料的营养成分表就会发现，它所含的能量确实标注为“0”，那么这个“0”究竟是什么意思呢？在我国的相应标准中，声称“0 能量”是有要求的，当食品中的能量≤ 17kJ/100g（固体）或100ml（液体）时，就可以进行“0 能量”的声称。也就是说一款饮料标示“0 能量”，并不意味着饮料中真的一点能量也没有。但是，由于含量低微，其摄入量对人体营养的影响微不足道，所以要求标示为“0”。

100 “无糖”饮料中真的不含糖吗，为什么喝起来还是甜的？

“无糖”饮料中的“无糖”是指饮料中碳水化合物或者糖的含量低于标准的“0”界值，也就是每100g或每100ml食品中糖含量等于或低于0.5g。糖是碳水化合物的其中一种，这时产品的营养成分表中就会出现两种情况，一种为碳水化合物含量直接标注为0，另一种为碳水化合物含量标0的同时还单独标示出了糖的含量为0，这两种情况都是正确的。

但此时大家就会疑惑：为什么明明不含糖，饮料喝起来还是甜的？这是因为在饮料中添加了一些甜味剂来替代蔗糖，这些甜味剂属于食品添加剂，会在配料表中标出，如阿斯巴甜、安赛蜜、甜蜜素等都是饮料中常见的甜味剂。所以就出现了“无糖”但喝起来感觉比较甜的情况。

101 什么叫做“低糖”饮料？

与“无糖”饮料类似，“低糖”饮料也是指饮料中的碳水化合物或者糖的含量低于一定的界值，但是其含量要比“无糖”饮料中的含量高。按照我国标准规定，糖含量≤ 5g/100g 或者 5g/100ml，就属于“低糖”食品，可以在购买食品的时候看看标签上营养成分表中糖的含量是否达到要求。

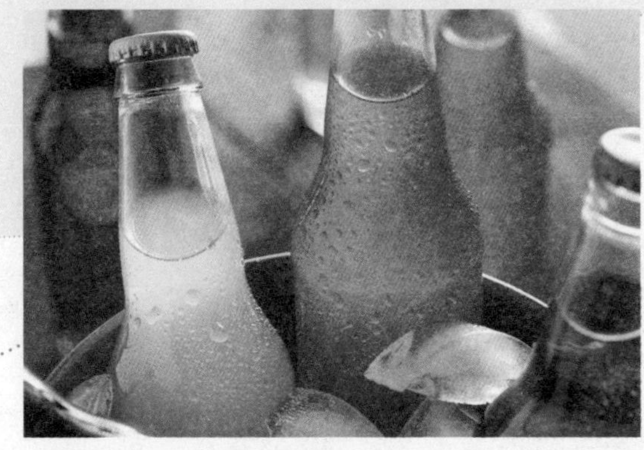

102 前面说我国必须标注营养素含量及NRV%，为什么某饮料的营养成分表中“糖”只标明了含量，而没有“NRV%”？

食品的营养成分表中最右侧的一列数值代表着NRV%，也就是各营养素的含量占其营养素参考值（NRV）的百分比。前面已经提到，目前我国标准中只列出了能量和32种营养成分的NRV值。

对于部分营养素如糖，还没有足够的数据用以制定相应的NRV值，因此营养成分表中只标注了糖的含量，而NRV%没有数值。此时，NRV%处可以空白，也可以用斜线、横线等方式来表达，类似的营养素还有不饱和脂肪酸、反式脂肪酸等。

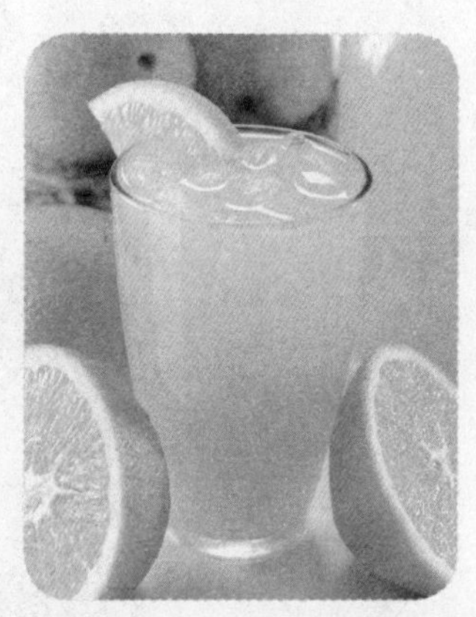

103 看到有些饮料注明是维生素饮料，那么怎样才算是维生素饮料？

在很多超市里，维生素饮料摆满了整个货架，在一些维生素饮料的外包装上，这些饮料的营养成分表中会标注多种维生素的含量，如维生素 B_1、维生素 B_6、维生素 B_{12}、维生素 C、烟酰胺等，含量也不尽相同。

那么怎样才算是维生素饮料呢？至少应该有 3 种维生素的含量都达到相应的要求才可以。如我国规定每 100ml 饮料中所含的维生素要达到相应 NRV 值的 7.5% 才可以，或者每 420kJ 能量中所含的维生素达到 5%NRV。

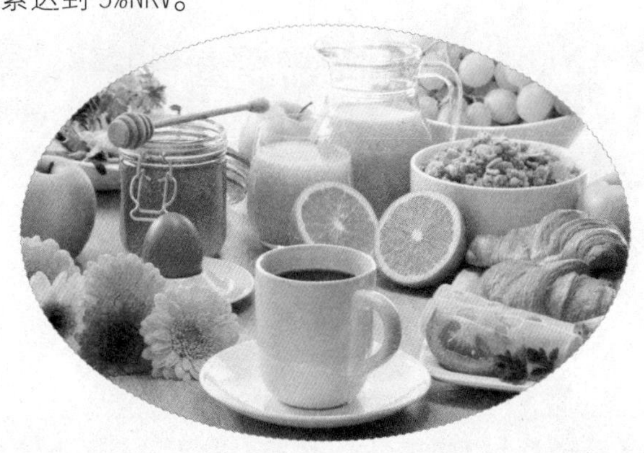

营养成分表

项目	每 100mL	NRV%
能量	88kJ	1%
蛋白质	0g	0%
脂肪	0g	0%
碳水化合物	4.8g	2%
钠	0mg	0%
维生素 B_6	0.08mg	6%
维生素 B_{12}	0.10μg	4%
维生素 C	20.0mg	20%
烟酰胺	0.70mg	5%

上面是一个维生素饮料的营养成分表，除了标有能量和 4 个核心营养素的含量及 NRV% 之外，还注明了维生素 B_6、维生素 B_{12}、维生素 C 和烟酰胺 4 种维生素的含量及 NRV%。其中维生素 C 的含量高于 7.5%NRV/100ml，而维生素 B_6、维生素 B_{12} 和烟酰胺的含量按照能量折算的话，也高于 5%NRV/420kJ。因此这款产品中 4 种维生素的含量都达到了要求，确实可以称作“维生素”饮料！

104 许多饮料都宣称“含有维生素C”或者“富含维生素C”，其中维生素C含量到底有多少？

和传统的饮料相比，打着健康牌的饮料好像更受欢迎，一些产品宣称“含有维生素C”或者“富含维生素C”，这些都是为了说明其中维生素C含量高。那我们就通过营养成分表来看看维生素C含量到底有多少吧。

我国标准中“含有维生素C”的要求为每100ml饮料中所含维生素C要达到相应NRV值的7.5%，维生素C的NRV值是100mg，也就是要达到7.5mg以上，或者每420kJ能量中所含的维生素C达到5%NRV，即5mg以上。而“富含维生素C”的要求则更高，所需含量是上述要求的2倍！一般市场上这类饮料每100ml中维生素C的含量大约为20mg，占NRV的20%，符合我国标准的要求。如果一瓶饮料以350ml计的话，喝一瓶大约可以摄入一个人一天所需维生素C的70%，这样看来它的维生素C含量确实很高。

105 有些产品中注明100%果汁，在配料表中却有水、浓缩果汁等等，这是什么意思？

读者在大商超可以发现，果汁饮品种类繁多，其中有不少都在包装上用醒目字样注明了“100%果汁”或“纯果汁”，但是仔细一看配料表，发现上面基本上都写着水、某种水果的浓缩汁。其实这种果汁确切的叫法应该为“复原果汁”，是先从果汁中除去一定比例的水分将其变为浓缩果汁，便于保存和运输，之后再添加适量的水分将其还原成与原果汁成分比例相同的饮品，通俗的讲，就是浓缩果汁和水还原而成的果汁。所以这种100%果汁并不是大家认为的原榨果汁，只是它不添加其他的配料，如白砂糖、食品添加剂等物质。所以在选购果汁时，大家不要忘了看看它的配料表。

106 果汁饮料中含有多少“果汁”呢？

果汁饮料与果汁是不同的，它是在果汁或者浓缩果汁的基础上添加了水、白砂糖、食品添加剂和食用香精等配料配制而成的饮料。所以大家在购买的时候，一定要注意，看看你买到的是果汁还是果汁饮料！一般来说，在产品的名称中都会明确注明“果汁饮料”，这时候你就知道它还额外添加了其他物质，当然我们国家对果汁饮料中果汁的含量也是有要求的，至少要达到 10% 才可以称为“果汁饮料”。需要说明的是，不同品牌的果汁饮料配方不一样，果汁的含量也是不尽相同的，有的可以达到 50%，但有的可能只有 12%。

107 怎样判断您买的是“果汁饮料”还是“果味饮料”？

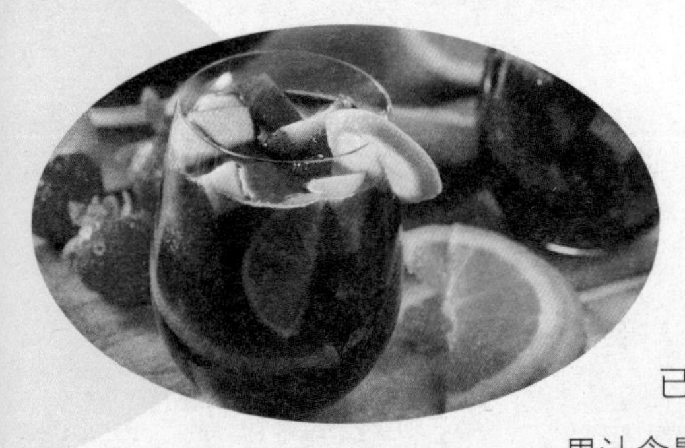

“果汁饮料”和“果味饮料”只有一字之差，不过可千万别小看了这一字之差，其中的学问可大着呢！前面已经介绍了“果汁饮料”，它的果汁含量最少要达到10%。而果味饮料呢，是由糖、甜味剂、酸味剂和食用香精为原料调制而成，它的味道主要是由香精调配出来的，其中含有的果汁成分很少，甚至可能一点果汁都不含，所以两者的差别还是很大的。除了从名称上可以辨别出来，在配料表中也是有所体现的，果汁饮料的配料表中肯定会有果汁，而果味饮料就不一定了。介于二者之间的还有一种产品，叫做“水果饮料”，它的果汁含量是在5%～10%之间。大家可以根据自己的喜好来选择不同的产品。

108 如何区别是“咖啡”还是“咖啡饮品”？

一杯咖啡，除了香浓的味道，还有提神醒脑的作用，越来越多的人开始喜欢饮用咖啡。但您有没有注意，最终买到的是“咖啡”还是“咖啡饮品”？

其实二者的区别从它们的配料表中就可以看出来，咖啡一般只有一种配料，咖啡豆、咖啡粉或者速溶咖啡；咖啡饮品则不然，它的配料表前几位一般是白砂糖、植脂末和葡萄糖浆，还有一些食品添加剂，都是用来调节产品风味和口感的。多达十几种配料中，咖啡的排名是倒数的，甚至可能是最后一位，这就说明在所有配料中，咖啡含量所占的比例是最小的。当然，有人不习惯咖啡的苦涩，中意咖啡饮品的风味，也可以选择后者，但千万不要把二者混为一谈。

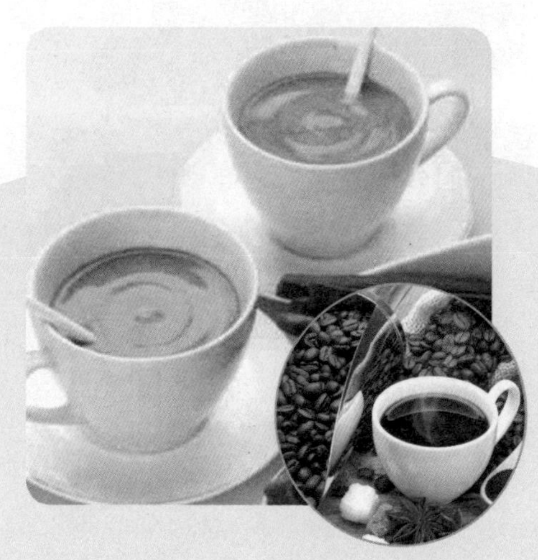

只喝饮料能代替早餐吗?

充足、营养的早餐可以让我们一上午精力充沛，现在的人们也越来越重视早餐。某品牌含乳饮料在广告中宣称，含有多种营养物质，可以替代早餐。许多上班族和青少年为了便利和追求口感，便真的不吃早餐而改喝饮料，那么饮料中的营养真的能满足人体需要吗？让我们一起比较和计算一下某款饮料的营养成分表。

营养成分表

项目	每 100g	NRV%
能量	190kJ	2%
蛋白质	1.0g	2%
脂肪	0.9g	2%
碳水化合物	6.5g	2%
钠	100mg	5%
烟酰胺	1.00mg	7%
磷	20mg	3%
钾	40mg	2%
钙	25mg	3%
锌	0.54mg	4%

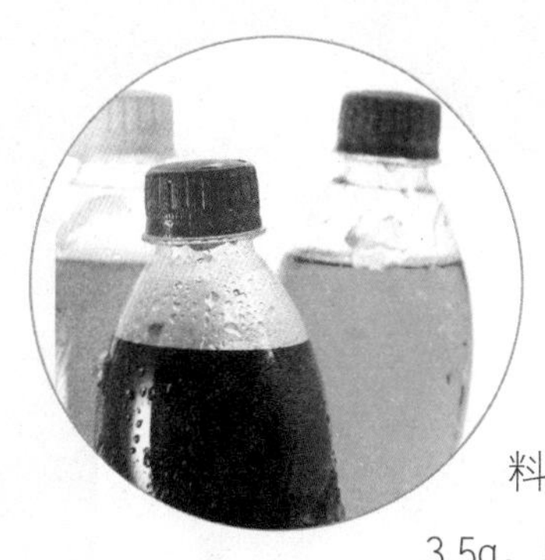

上述营养成分表中列出了能量、蛋白质、脂肪和一些矿物质、维生素的含量，按照上述数字计算，一瓶饮料约有350g，大概含能量665kJ，蛋白质3.5g，脂肪3.15g，碳水化合物22.75g。有些人会问这些数字代表了什么意思，到底够不够呢？这时候我们就可以用NRV%来比较了，一瓶饮料中大约可以提供一个人一天所需能量的7%，蛋白质、脂肪、碳水化合物也是各7%。一日三餐，早餐尤为重要，一般建议早餐提供一个人一天所需营养的30%，7%与30%相差还是很大的。因此，建议大家一定要注重早餐的营养，勿以单一饮料代替早餐，做到合理搭配，均衡膳食。

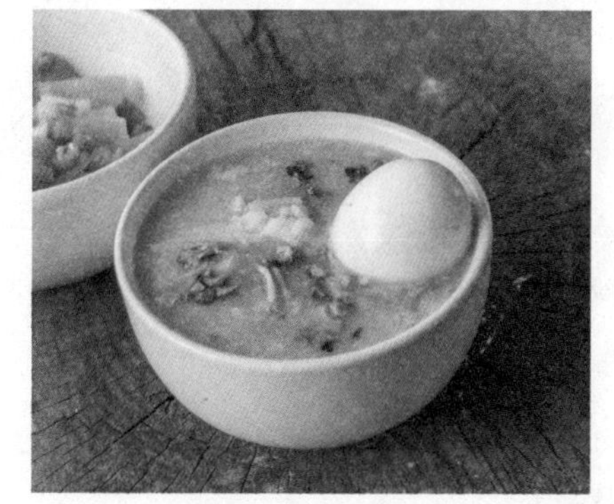

110 植物蛋白饮料等于“高蛋白”饮料吗?

现在市场中，植物蛋白饮料种类多样，杏仁露、核桃露、椰汁以及豆奶，都属于植物蛋白饮料。不少人一看到“蛋白饮料”四个字，就认为其中必然含有丰富的蛋白质，是“高蛋白”饮料，其实不然。营养标签中的数值可以帮您揭开这个秘密。

植物蛋白饮料中的蛋白含量要求为不低于 0.5%，市场上植物蛋白饮料中，一般标着每 100ml 饮料中蛋白质含量在 0.6 ~ 1.0g 之间。而我国标准规定，如果声称“高蛋白”饮料，每 100g 饮料中蛋白质的含量应不低于 12g，若以每 100ml 计或每 420kJ 计则要求不低于 6g。植物蛋白饮料中的蛋白质含量未必能达到“高蛋白”的要求。因此，植物蛋白饮料不一定是高蛋白饮料，具体还应该以营养成分表中标示的蛋白质含量来判断。

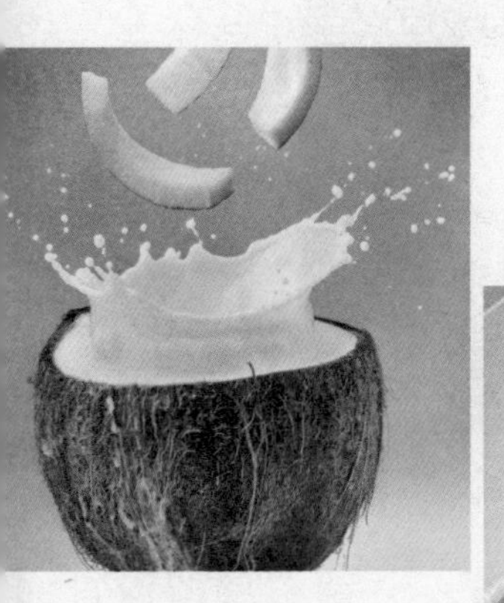

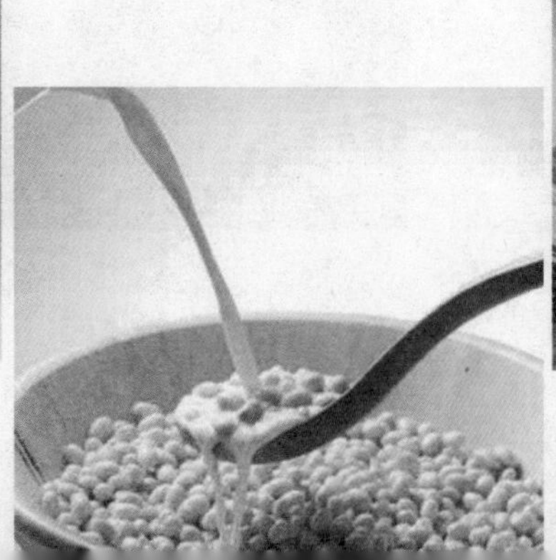

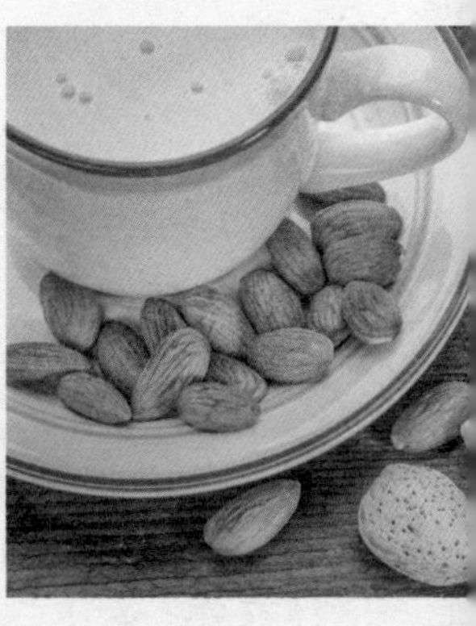

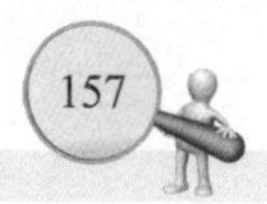

111 一款茶饮料，营养成分表内全部数值都是“0”，这是怎么回事？

有人在购买了一款茶饮料时，发现标签上面的营养成分表中居然全部标注为“0”，表示很不理解。“难道里面什么都没有，那不是和纯净水一样了吗？”前面我们多次强调，这是由于我国标准中规定，当营养成分的含量低于某一个界值时，由于含量低微，对人体营养健康的影响微不足道且数值的准确性较差，则必须标示为“0”。因此，标示为“0”并不是绝对没有。也许这款饮料的碳水化合物实际含量为 0.3g/100g，但由于低于“0”界限值 0.5g/100g，这时在营养成分表中也是要标示为“0”的。

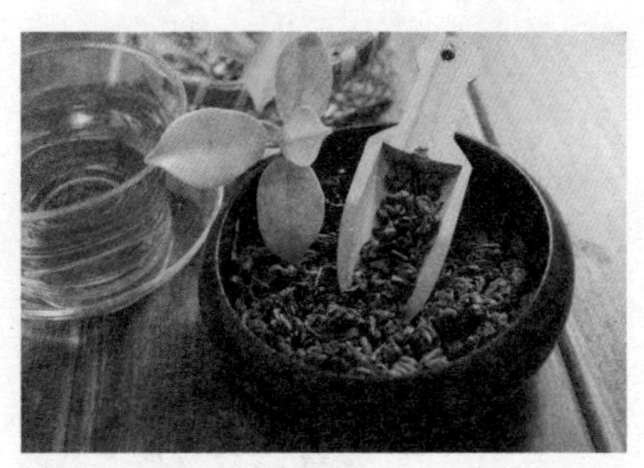

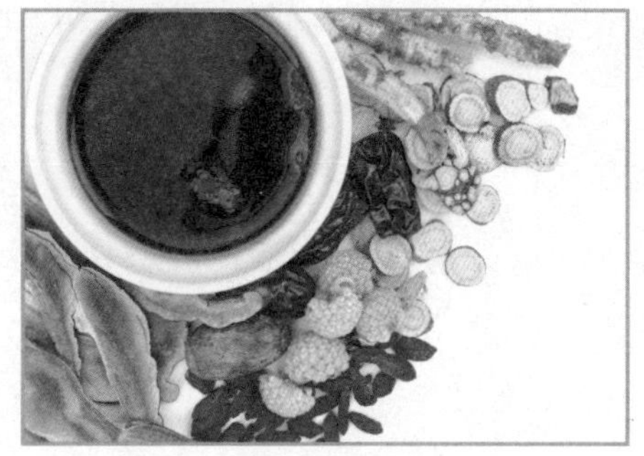

112 在一款碳酸饮料中，标签正面单独标示出了每罐饮料中所含的能量，这也属于营养标签吗？

在不少的碳酸饮料中，包装上除了有营养成分表外，还会在包装的正面以一个椭圆形的标志单独标示出每罐饮料中所含的能量，以及所占的营养素参考值百分比。这部分内容并不是我国标准中强制要求的营养标签，所以并不是每款产品都会有的。但是作为营养标签的补充信息，在标签正面展示出来更醒目，一般称之为“包装正面信息”。它可以最大限度地提醒消费者，帮助其注意、理解相应的营养信息。它与营养标签相配合，共同指导消费者的膳食选择。

每 罐
能量
142千卡路里
(594千焦)
7%NRV*
*营养素参考值

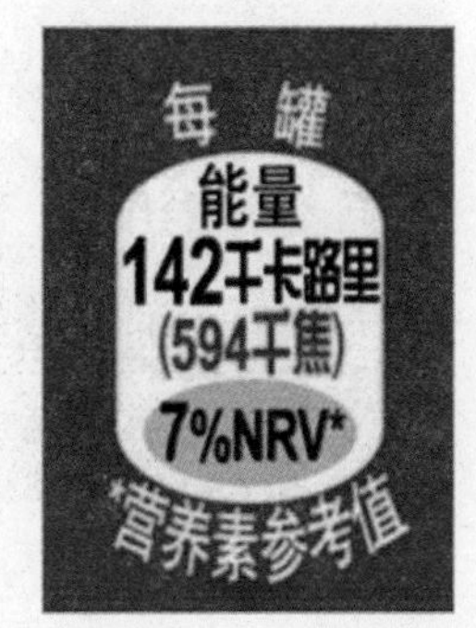

113 同样都是碳酸饮料，一款产品中能量值为 190kJ，另一款为 628kJ，差别为什么这样大?

不少人都说碳酸饮料含糖量高，提供的能量也高，于是购买时会尽量挑选能量较低的产品。这时就会发现，一款产品中能量值仅仅只有 190kJ，相比其他产品所含能量628kJ，少了2倍多。但差距真的有这么大吗？其实再认真一点就会发现，虽然都标示为能量含量，但所计算的重量单位是不一样的。

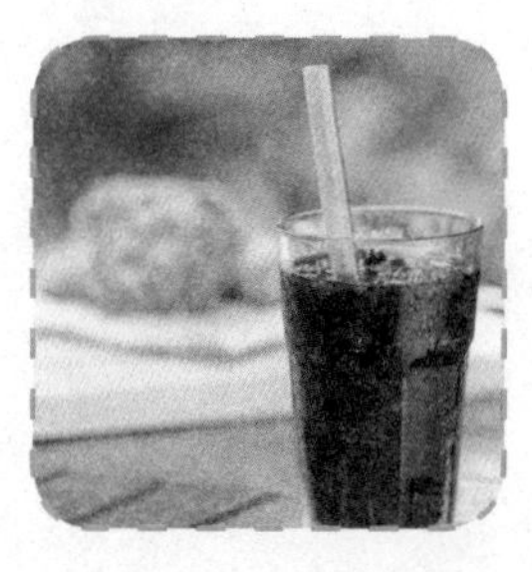

营养成分表

项目	每 100ml	NRV%
能量	190kJ	2%
蛋白质	0g	0%
脂肪	0g	0%
碳水化合物	11.2g	4%
钠	12mg	1%

营养成分表

项目	每份	NRV%
能量	628kJ	7%
蛋白质	0g	0%
脂肪	0g	0%
碳水化合物	36.3g	12%
钠	63mg	3%

注：每罐为 1 份，每份 330ml。

第一款产品中，是以每 100ml 计算，而后面一款产品，是按照每份来计算。每罐饮料 330ml 视作一份，换算下来，第二款产品每 100ml 中能量其实同样只有 190kJ，二者是一样的。

营养成分表中允许营养素含量以每 100g 计、以每 100ml 计或者以每份计，三者择其一即可。当然，若是以每份计时，还要像第二款产品一样，标明每份的量。所以要提醒大家的是，别只低头比较数字的大小，一定要看看营养成分表的第一行，究竟是按照什么单位来计算的。

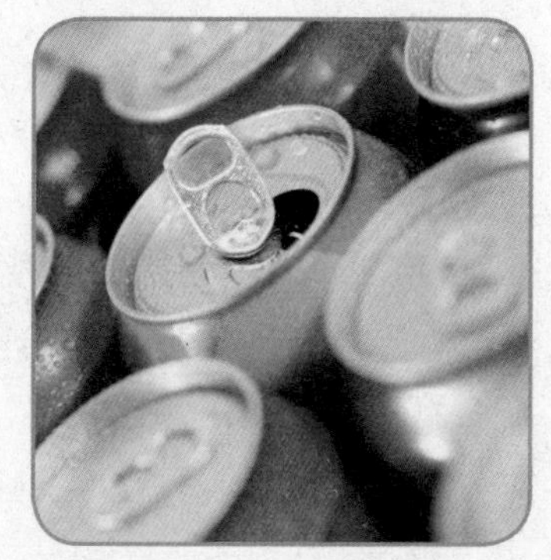

七、休闲食品、调味料和其他

114 为什么很多人说薯片是垃圾食品，看标签时应该注意哪些内容？

薯片是大家再熟悉不过的休闲食品，但近年来却出现了“薯片是垃圾食品之王”的声音。这主要是因为大部分薯片都是经过油炸制成，含有较高的能量、脂肪（特别是饱和脂肪）和钠，如下列营养成分表中，30g 薯片中的能量就高达 676kJ，占了 NRV 的 8%，脂肪含量为 17%NRV，而钠含量则达到了 10%NRV。

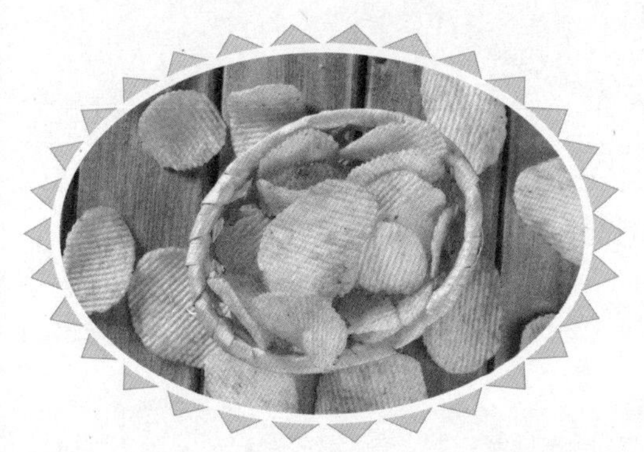

一袋薯片，在看电视、休闲聊天时很容易就可以解决掉，那么大家可以算算在不知不觉中摄入了多少的能量、脂肪和钠。

营养成分表 （每份 30g）

项目	每份	NRV%
能量	676 kJ	8%
蛋白质	1.5g	3%
脂肪	9.9g	17%
碳水化合物	16.6g	6%
钠	190mg	10%

过多地食用薯片容易导致肥胖，甚至其他一些慢性疾病。因此我们在挑选薯片时，应该注意标签上营养成分表中的能量、脂肪和钠的数值。同时一定要注意适量食用，千万不要把零食当正餐！

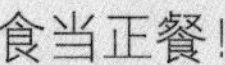

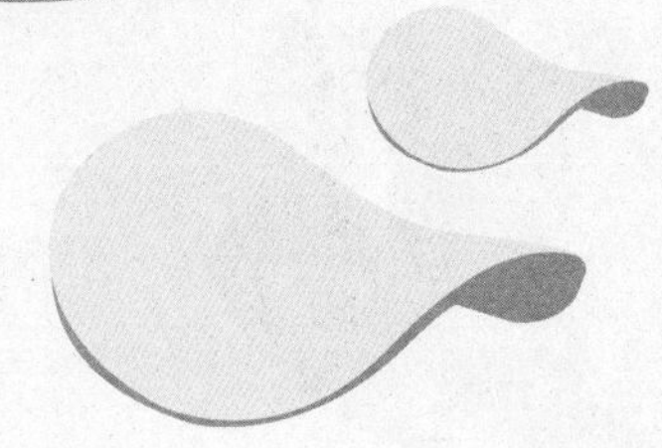

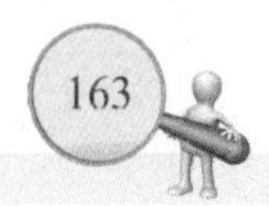

薯片上声称“100%不含反式脂肪酸”，这种说法正确吗？

有人认为薯片经过高温油炸，必然会产生一定量的反式脂肪酸，不可能完全不含，所以认为“100%不含反式脂肪酸”是一个虚假的声称。

其实对于反式脂肪酸的标注，我国标准中明确规定，当100g食品中反式脂肪酸含量≤0.3g时，就可以在营养成分表中标示为“0”，换句话说标示为“0”未必是一点都不含反式脂肪酸。若薯片中反式脂肪酸含量低于“0”界值时，就可以声称“0反式脂肪酸”。“0”也可以用“无”或者“100%不含”来替代，也就是说“无反式脂肪酸”、“反式脂肪酸含量为0”和“100%不含反式脂肪酸”是同一个意思，只是采用了不同的表述方式。

116 “无糖”口香糖也算是一种声称吗，为什么吃起来是甜的？

“无糖”口香糖与“无糖”饮料一样，是一种针对糖的营养声称，表示每100g口香糖中糖的含量≤ 0.5g。

之所以“无糖”却还是有甜味，同样是因为在其中添加了一些其他的糖替代品，如糖醇类物质，主要包括木糖醇、山梨醇、麦芽糖醇等，其中木糖醇是口香糖中最常见的糖替代品了。与其他碳水化合物相比，糖醇提供的能量也较低，一般1g碳水化合物可提供17kJ的能量，而1g糖醇则只提供10kJ能量。

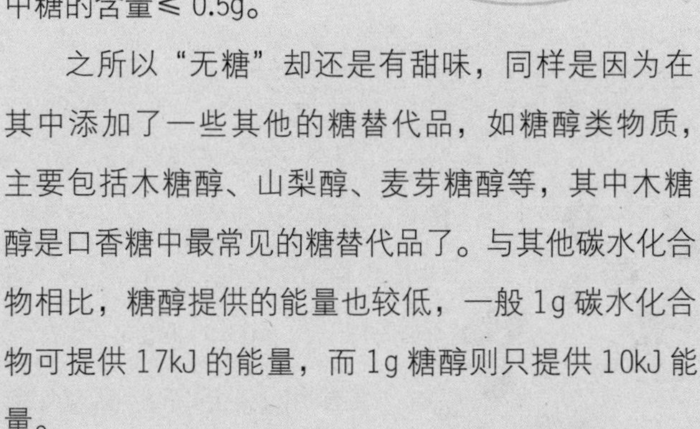

117 话梅的盐含量很高吗？

市场中销售的话梅一般都是由梅子加工制成的蜜饯类制品，在加工过程中往往加入了大量的盐、糖以调节口味。因此尝不出咸味的话梅，含盐量可能也很高，我们称之为“隐形盐”，从配料表和营养成分表中均可以体现出来。

以一款话梅为例，配料表中青梅排在第一位，紧接着食用盐就排在第二位，这说明盐的用量仅次于青梅。同时营养成分表中，钠的含量也很高，如下表所示，每 100g 话梅中钠的含量最高可达 7480mg，大概是一个人一天所需钠的 374%。这个量是比较高的了，虽然我们不大可能一天吃掉 100g 话梅，但休闲时不知不觉吃入过多的钠，长期对健康也不利，所以一定要控制食用量。

营养成分表

项目	每 100 g	NRV%
能量	1003 kJ	12%
蛋白质	3.3 g	6%
脂肪	1.2 g	2%
碳水化合物	48.8 g	16%
钠	7480 mg	374%

118 在超市中发现，有的调味品标有营养成分表，有的没有，为什么？

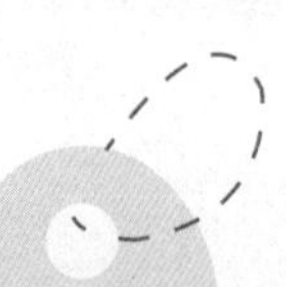

正如前面所述，并不是所有的包装食品都是必须强制标示营养成分表的。调味品的每日食用量较小，一般小于10g或者10ml，这时它所提供的营养素对人体的总的营养素摄入贡献较小，因此针对这类产品，我国的营养标签标准中允许其豁免标示营养标签，如味精、食醋、食糖、香辛料等。但是，某些单项营养素含量较高、对营养素日摄入量影响较大的调味品，如酱油、酱类、酱腌菜以及复合调味料等，应当标示营养标签。

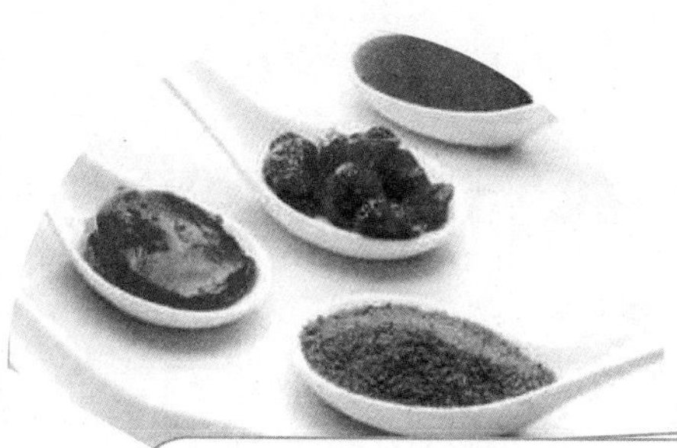

下面是某腐乳的营养标签，10g 腐乳中含有的钠就达到了 350mg，占 NRV 的 18%。所以对于此类产品，标示出营养成分表给消费者以提示就是极为必要的了。

营养成分表　　　　（每份 10g）

项目	每份	NRV%
能量	59kJ	1%
蛋白质	0.9g	2%
脂肪	0.9g	2%
碳水化合物	0.6g	0%
钠	350mg	18%

119 真的有低盐或低钠酱油吗?

食盐摄入量过高会引发高血压、冠心病等多种疾病。酱油作为餐桌上最常用的调味品之一，其中隐匿的大量盐逐渐让大众担忧。随着低盐饮食受到关注，各种打着“淡盐”、“薄盐”名头的酱油产品开始出现。其实这类产品的宣传只是噱头，其中的盐含量并不低。例如某品牌淡盐酱油的营养标签上写着每100ml含钠7280mg，或者另一品牌酱油的营养标签以每份10ml计，含钠550mg。这些都远远达不到标准中每100mg或每100ml产品中钠含量等于或低于120mg的“低盐”要求。所以千万不要被这种宣传所迷惑，平时还是应当注意酱油的用量，从而控制钠的摄入。

20 儿童酱油，就是对儿童很有营养的酱油吗？

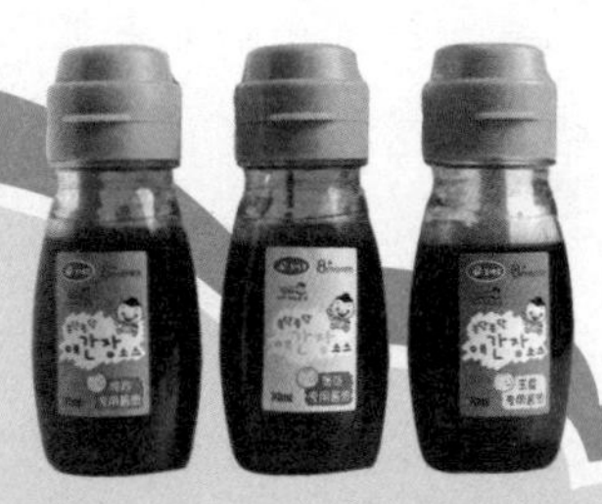

儿童酱油很容易让人感觉是专为儿童设计的酱油，尽管价格比普通酱油高出不少，仍然受到许多年轻父母的追捧。但有时候仔细对比儿童酱油和普通酱油的配方和营养成分表，却发现并没有明显的区别。配料表里，一般都是水、大豆、小麦、食用盐以及一些食品添加剂。而营养成分表中能量、蛋白质、脂肪、碳水化合物和钠的含量也没有显著差异。

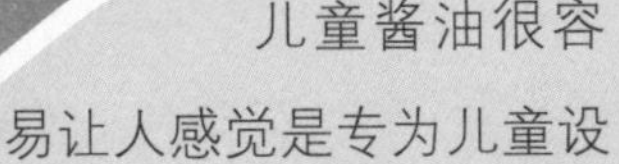

酱油作为人们常用的一种调味品，是每家每户都需要的。但需要提醒消费者的是，当您控制食盐摄入的时候，别忘了也要适当控制一下酱油。尤其是儿童，《中国居民膳食指南》中指出，“儿童的膳食应清淡、少盐、少油脂”。

121 超市中很多酱油宣称“铁强化酱油”，铁含量真的很高吗？

铁强化酱油，是为了弥补我国部分人群的铁摄入不足，在酱油中加入含有铁的化合物，也就是营养强化剂。一般在酱油中会加入乙二胺四乙酸铁钠来增加铁的含量。大家留心配料表的时候就会发现这个物质，它的优点是安全性高、吸收率也高。经过强化后，铁的含量就会像下面例子中一样在营养成分表中标示出来，从表中可以看出，每15ml酱油视为一份，其中铁含量达3.6mg，约满足一个人一天需求量的24%，折合成100ml的话，铁含量可达24mg。与普通酱油每100ml含铁3.5mg左右相比，足足高出5倍多呢！

某品牌酱油营养成分表

项目	每份（15ml）	NRV%
能量	43 kJ	1%
蛋白质	0.9 g	1%
脂肪	0 g	0%
碳水化合物	1.5 g	0%
钠	1132 mg	57%
铁	3.6 mg	24%

122 陈醋和白醋在营养成分上有区别吗?

醋是我国传统的调味品之一，据有文献记载的酿醋历史至少也在3 000年以上。常见的醋有陈醋、米醋、白醋等。其中陈醋是以高粱、大麦和豌豆等为主料经发酵而制成的调味品，而白醋则是粮食或其副产品、果类或食用酒精为原料发酵制成，或直接用食品级别的醋酸兑制而成。一般来说，陈醋的酸度要高于白醋，二者的营养成分也有较大差别。比如陈醋，由粮食作物发酵而成，因此会含有少量的蛋白质和碳水化合物，而白醋主要原料为醋酸和水，因此三大宏量营养素的含量基本为0，但由于醋酸也能提供少许能量，所以白醋的能量值不为0，但比陈醋要低。

123 牛肉酱的营养价值有多高？

某款牛肉酱中的最主要配料是植物油，位于配料表的首位，说明其所占比例最高；其次是豆豉、牛肉、辣椒等食物配料。因此，牛肉酱中的牛肉所占比例比较低，其营养价值也是远远比不上牛肉的。甚至有个别产品名字叫做牛肉酱，但配料表里却根本找不到牛肉的影子。

观察牛肉酱的营养成分表可以发现，每100g牛肉酱中提供的能量为2451kJ，大概满足一个人一天需求量的29%。脂肪含量也较高，为50.1g，大概满足一个人一天需求的83%。这些都是由于配料中植物油含量较高所导致的。除此之外，由于牛肉酱多作为佐餐调味料来使用，其钠含量也相当高，如这款牛肉酱每100g就含钠1760mg，占NRV的88%。

某款牛肉酱营养成分表

项目	每 100g	NRV%
能量	2451 kJ	29%
蛋白质	9.8 g	16%
脂肪	50.1 g	83%
碳水化合物	25.5 g	8%
钠	1760 mg	88%

124 鸡精里是否含有“鸡”或者鸡肉的成分?

所谓鸡精，可不能照字面意思理解为“鸡的精华”，实际上它是一种复合调味品，最主要的成分是味精，约占40%以上，在此基础上添加了食用盐、食糖、增味剂和香辛料调配而成。有的鸡精可能含有鸡肉成分，有的则不含，而是用食用鸡味香精来调味。目前我国还没有标准强制规定鸡精中鸡的成分所占比例究竟应为多少，所以大家在购买时一定要注意观察配料表，看里面是否含有鸡肉的成分。

125 瓜子、开心果等带壳的坚果，其营养成分是指带壳的总含量还是能食用部分的含量？

对于瓜子、开心果等带壳的坚果，它标示出的营养成分含量是按照可食部（即去壳以后）来进行计算的。按照我国食物成分库的数据，开心果的可食部约占总量的80%，也就是说一袋100g开心果，能吃的果仁部分大约有80g。而葵花子的可食部含量所占比例则要低一些，约为总量的50%左右，花生和松子的可食部约为70%，栗子的可食部约为80%。

因此，如果您买了一袋100克的开心果，看到上面的能量为每100g含有2200kJ的能量，并不是吃完这一袋就吃进去这么多，而是要“打八折”的。

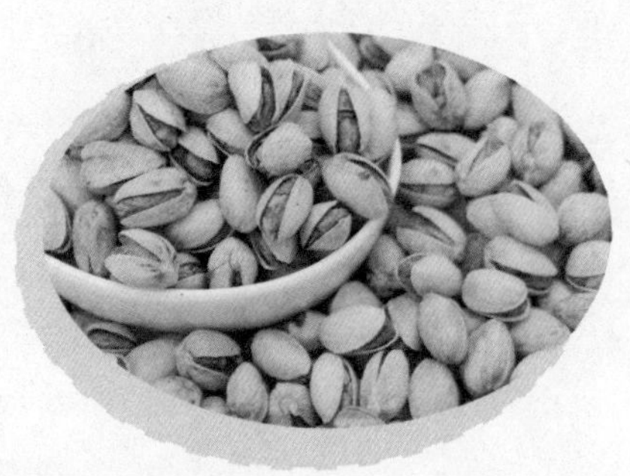

除了瓜子、开心果等坚果类产品，还有一些食物中带有皮、骨或者籽等非可食用的部分，也都如上述产品一样，营养成分表中营养成分的含量表示的仅是可食部中的量。

126 坚果好吃有营养，可以多吃吗？

人们经常食用的坚果或种子类食品有核桃、杏仁、花生、松子、腰果、葵花籽，等等。这是一类营养丰富的食品，除蛋白质含量比较高外，还含有大量的维生素E、叶酸、镁、钾、铜及较多的膳食纤维，对健康有益。对于坚果类食品，适量摄取是好的，但最好不要多吃。因为坚果中所含的能量和脂肪较高，例如，100g葵花籽可提供能量2571kJ，大概满足一个人一天所需能量的31%，含脂肪53.2g，大概可以满足一个人一天所需脂肪量的89%。因此，不加限制地食用瓜子等坚果类食品会额外增加能量和脂肪的摄入，长期下去可能会导致肥胖和血脂升高，对人体健康带来不良影响。因此，我国居民膳食指南中建议每周50g的坚果摄入是适宜的。

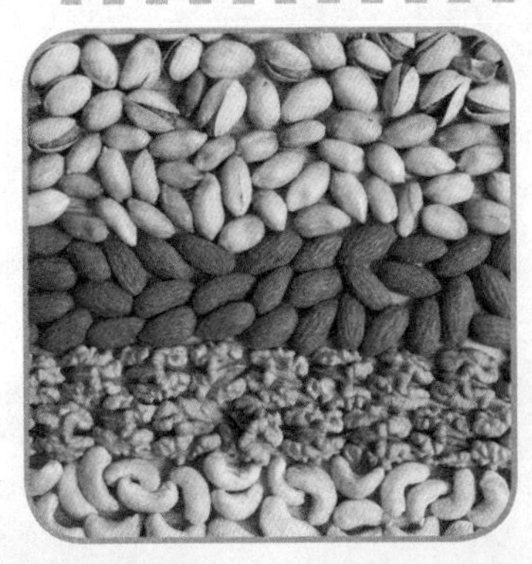

某品牌葵花籽的营养成分表

项目	每 100 g	NRV%
能量	2571 kJ	31%
蛋白质	25.1 g	42%
脂肪	53.2 g	89%
碳水化合物	16.0 g	5%
钠	587 mg	29%

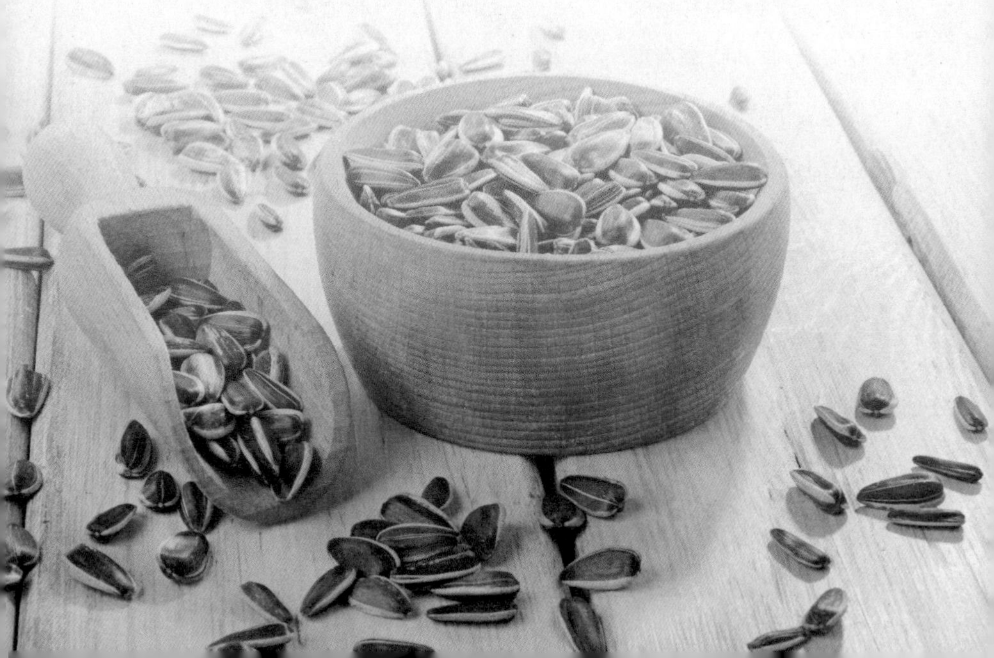

127 内酯豆腐、北豆腐、南豆腐等怎么区别，选择豆腐时应该主要看标签的哪块内容？

北豆腐又称卤水豆腐，它的成型剂是卤水，质地比较坚实，含水量低，一般为 80% ~ 85%；南豆腐又称石膏豆腐，顾名思义它的成型剂是石膏液，质地比较软嫩、细腻，含水量大，一般为 85% ~ 90% 之间。而内酯豆腐则是用葡萄糖酸内酯作为凝固剂生产的豆腐。由于加工工艺不一样，所以所使用的配料也不一样，因此通过观察配料表，能够很明显地区分出三者的不同。北豆腐的配料表中标有卤水、氯化钙或者氯化镁，南豆腐的配料表中标有石膏，内酯豆腐的配料表中则标有葡萄糖酸内酯。

除此之外，不同品种的豆腐营养成分也不完全一致，例如北豆腐的含水量低，那么相同重量下其所含的营养物质要略高于南豆腐，所以，从营养标签中的数值，也可以有所反映。

128 豆腐属于高蛋白食品吗？

一般大家都认为豆腐中含有丰富的蛋白质，那么它是不是高蛋白食品呢？让我们来看看它的营养成分表吧。下表中 100g 豆腐中可提供能量 247kJ，含有蛋白质 4.5g，也就是说每 420kJ 豆腐中蛋白质的含量为 7.6g，高于标准中要求的 10%NRV，也就是 6g，因此，这款豆腐是高蛋白食品。不同品牌不同种类的豆腐中蛋白质含量不同，有的 100g 豆腐中蛋白质含量更高。

此外，大豆中的蛋白质属于优质蛋白质，并且含有人体所需的必需脂肪酸、B 族维生素和维生素 E 等。因此建议大家多摄入大豆及其制品，除了豆腐，别忘了还有豆浆！

营养成分表

项目	每 100 g	NRV%
能量	247 kJ	3%
蛋白质	4.5 g	8%
脂肪	3.1 g	5%
碳水化合物	1.7 g	1%
钠	20 mg	1%

129 豆奶粉就是豆粉加奶粉吗?

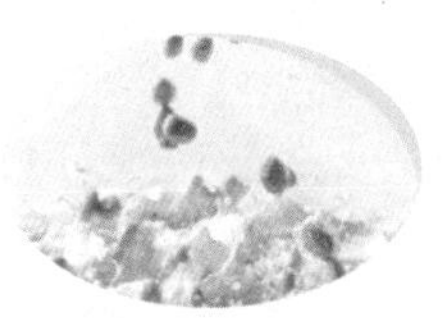

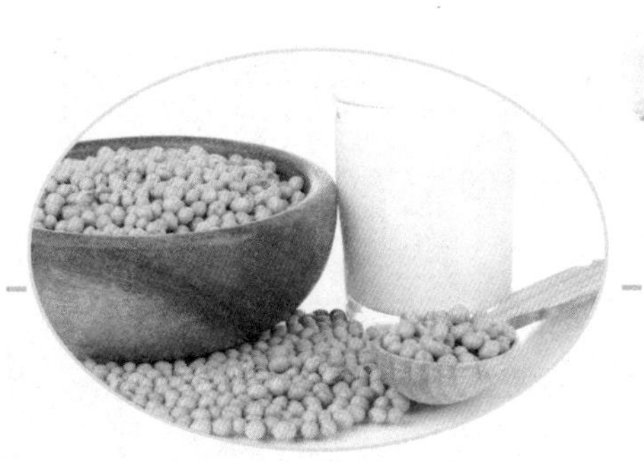

豆奶粉，不少人将其理解为豆粉加奶粉，认为它综合了大豆和牛奶的营养成分，营养更加均衡。但其实从配料表中就可以看出来，它并不是单纯的豆粉和奶粉混合而成。例如一款产品中，它的配料表为：大豆、白砂糖、淀粉糖浆、全脂奶粉、植物油、食盐、碳酸钙（400mg/100g）、食用香精香料、维生素A（420μgRE/100g）、维生素D（2.2μg/100g），从中可以看出它的奶粉含量并不大，甚至低于白砂糖和淀粉糖浆。除此之外，还添加了碳酸钙、维生素A和维生素D等营养强化剂，用以补充产品中钙和相应维生素的含量。

130 某些糖果、巧克力，除了背面的营养成分表，正面还有一个小框，其中写着能量989kJ或者其他信息，这些也属于营养标签的内容吗？

在包装的正面小框中标示出能量或者更多信息，同样属于前面所提到的“包装正面信息”。包装正面的营养信息对产品关键的营养特性如所含能量等进行了直观表达，并与背面的营养成分表相呼应，便于引起消费者的关注，也让其内容更加通俗易懂。

目前许多国家都开始推行了这一标示方法，比如英国推广了“交通红绿灯标签”，北欧推出了“钥匙孔”的标志等，我国也开始启动了相关方面的研究。

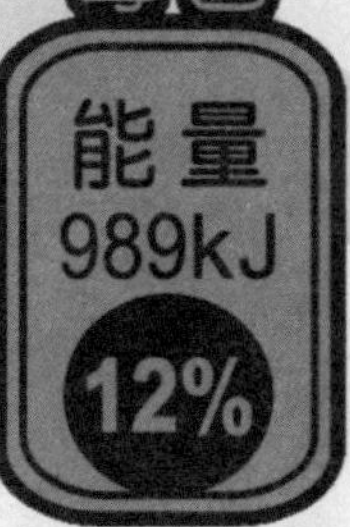

131 麦片包装上注明“富含膳食纤维”，这个靠谱吗？

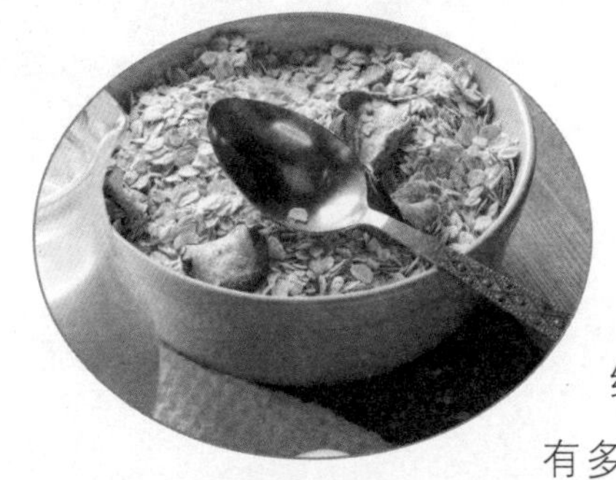

麦片分为普通麦片和燕麦片，现在多加工成早餐谷物食品，方便大家直接食用。而许多麦片的包装上都注明“富含膳食纤维”，那到底膳食纤维的含量有多少，是否达到了“富含”的要求呢？我们就来分析一下它的营养成分表吧。

某麦片的营养成分表在碳水化合物项下还单独标示出了膳食纤维的含量，100g 麦片中含有膳食纤维 12g，占 NRV 的 48%，远远超出标准要求的每 100g 固体食品中膳食纤维要达到 6g 的要求。因此，它确实是一款真正的富含膳食纤维的产品。

膳食纤维虽然不能被消化吸收，但在体内具有重要的生理作用，有助于维持正常的肠道功能。我国居民膳食指南中建议，正常的成年人每天应该摄入 25 ~ 30g 膳食纤维。

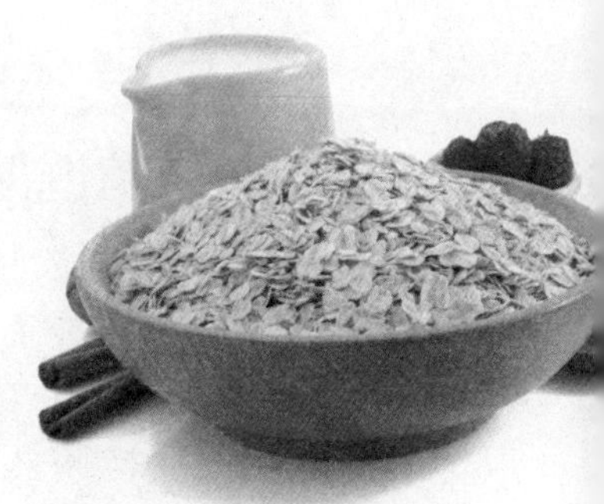

营养成分表

项目	每 100 g	NRV%
能量	1630 kJ	19%
蛋白质	12.0 g	20%
脂肪	8.0 g	13%
胆固醇	0 mg	0%
碳水化合物	60.5 g	20%
膳食纤维	12.0 g	48%
钠	8 mg	0%
维生素 B_1	0.25 mg	18%
维生素 B_{12}	0.43 μg	18%
镁	110 mg	37%
铁	3.8 mg	25%
锌	2.00 mg	13%

黑芝麻糊的配料表中第一位是大米，这怎么解释？

黑芝麻糊在许多人的印象中，应该是黑芝麻直接研磨成粉而制成，其实不然，黑芝麻糊中还含有其他一些配料，且不同品牌产品的配料差别很大。例如有的黑芝麻糊的配料为：黑芝麻、大米、花生仁。黑芝麻占配料表第一位，说明其含量是最高的。而有的黑芝麻糊配料表则相差甚远，为：大米、白砂糖、麦芽糊精、食品添加剂（醋酸酯淀粉、羟丙基二淀粉磷酸酯、食用香料、抗坏血酸）、黑芝麻（添加量12%）、速溶豆粉、淀粉、黑米。大米的含量最高，黑芝麻仅占12%。因此大家在购买时，仔细看下配料表，会发现许多奥秘。

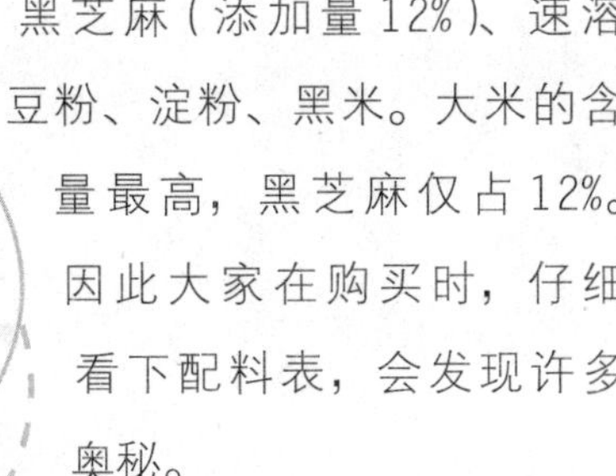